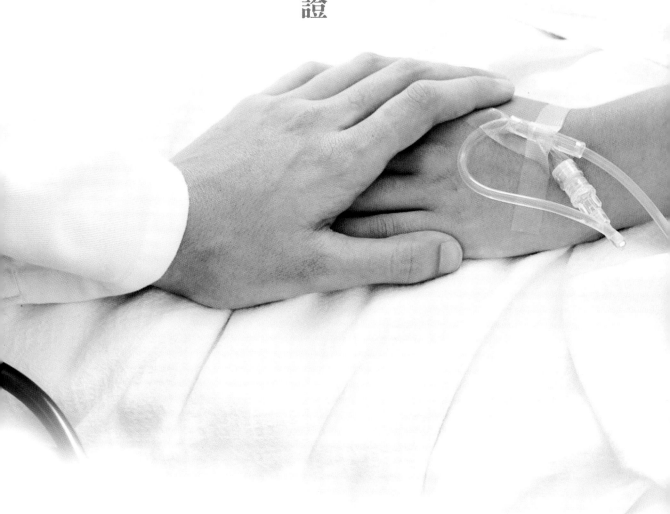

談醫病關係

Doctor-Patient Relationship

從理論到50位名人的見證

總校閱
黃崑巖、邱文達

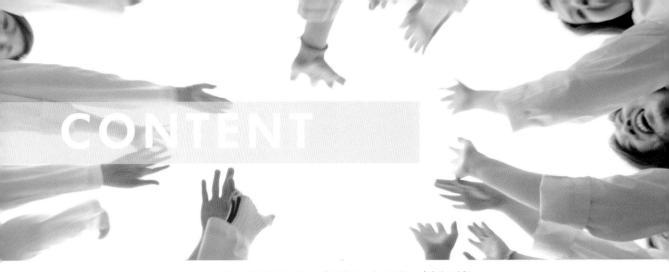

CONTENT

目 錄

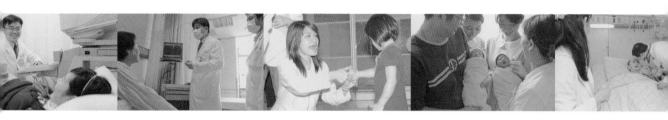

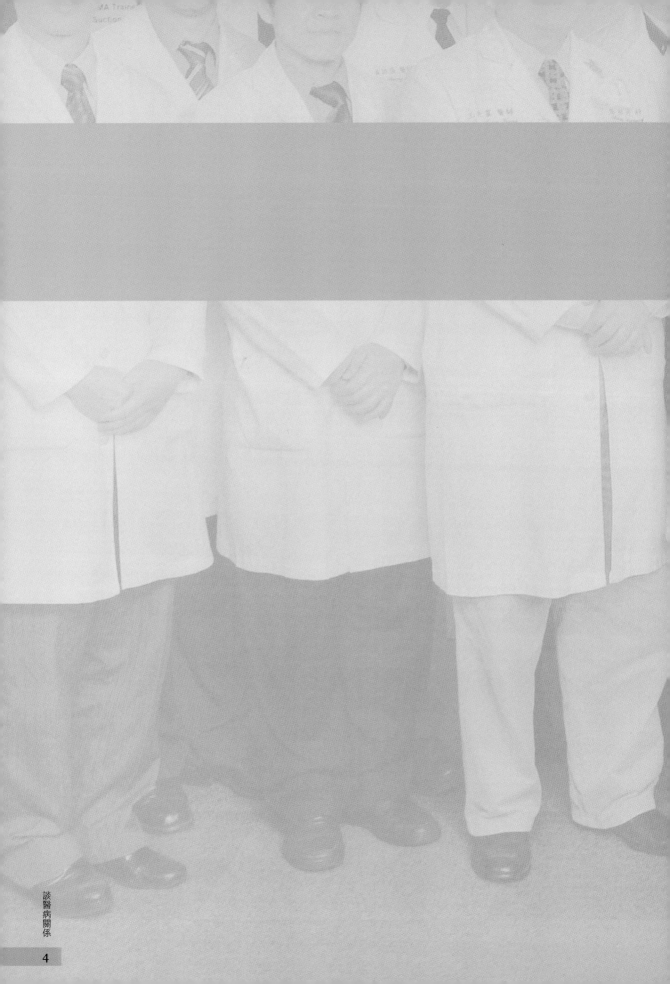

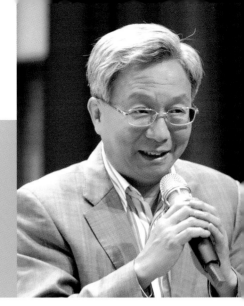

建立對話能力
促進醫病關係

李祖德

醫學領域的知識共通性太高，
醫界內部自成一世界，和外界產生距離，
就像AM和FM兩個頻道，如果沒有溝通的平台，
將無法聽到對方的聲音。

自北醫牙醫學系畢業後，我從事了十五年的臨床研究工作，在跨行至風險投資領域前，曾經營臺灣第一間連鎖牙醫診所系統，但當時的政府法令和稅制並不利於連鎖診所的經營，在無法進一步發展的情況下，我便毅然決然地放棄醫師的身分，從醫界轉換跑道至商界。

在跳脫醫學的領域後，再回頭看醫界，著實有很深的感觸：「醫學領域的知識共通性太高，導致醫界內部自成一世界，和外界產生距離，就像AM和FM兩個頻道，如果沒有溝通的平臺，將無法聽到對方的聲音。」然而這樣的隔閡對醫界的發展相當不利。

在面對如今資訊快速發展，且醫療保險制度日益完整的情況下，全球醫療環境已不可同日而語！今日人們對醫學的了解遠勝於過去，醫療體系的神秘感已不復存在，在這種醫療環境與經營專業知識的改變下，使得「醫療行為」從買方（buy side）的位置，變成賣方（sell side）的位置。值得注意的是，除了日本之外，全球各地的社福機構及醫療保險公司，已呈現比醫師團體更佔優勢的情形，因此，醫師已從過去社會「高高在上」的專業人士，慢慢轉換成「半服務業」的角色定位。醫療機構與專業醫療人員亟需自我調整，不能再停留在過去

的光環之中。

　　醫界人士當前最重要的工作是：「建立對話的能力」。醫師與醫學系學生應當學習如何與醫界以外的人對話，如此才能與不同領域的人進行溝通，對於日後建立團隊共識，或是醫病關係都有莫大的幫助！這一點必須從學生時代便加以訓練，因此要鼓勵學生多多接觸醫學專業以外的知識，學生也更要認清：「未來沒有英雄式的醫生」。過去的醫師是根據個人的經驗與專業進行獨立判斷，但時至今日，大部分的醫療行為皆仰賴精密醫療儀器予以輔助，醫療團隊的整體合作遠比個人英雄主義來得重要的多。

　　臺北醫學大學目前的醫療版圖正積極擴張：除了在文山區經營有成的市立萬芳醫院外，北醫大附設醫院在第三醫療大樓完工後，更躋身成為臺北的醫療重鎮。另外，署立雙和醫院的成功營運，已成為中永和七十萬人口仰賴的大型醫院。在此基礎之上，配合優秀的北醫大經營團隊，將能含括大臺北地區形成醫療金三角，以發揮營運之最大效益。

　　未來最重要的問題，並不在於醫院外部的建設，而是如何建立良好的「團隊管理」與「醫院營運模式」，並建立起一種機構社會責任（CSR, Corporate Social Responsibility）的永續經營，對內保障員工教育的公平性、確立組織治理原則；對外關注環保、社區關懷等議題。全力投入醫療倫理的教育工作，以培養具有人文關懷、醫學專業的人才，讓臺北醫學大學成為一所有理想、有尊嚴的世界級醫學大學。

（本文作者李祖德，現為臺北醫學大學董事長、漢鼎公司副董事長。）

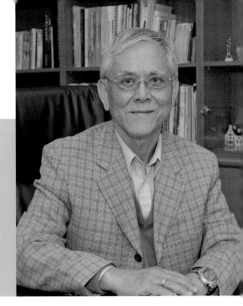

跨越醫病關係
的鴻溝

吳 成 文

一位合格稱職的醫生，
必須具備專業的知識和能力，解除病人的痛苦。
但是，面對不同的病人，
如何了解病人各方面的需求，
並適時地去安慰滿足他，
就需要高度的智慧與耐心……

　　醫療是服務業，醫生每天面對的是病人，因此醫療是人與人接觸最頻繁也是最密切的工作。如何在日益疏離的醫病關係中，扮演稱職的醫生與合作的病人，已成為重要的課題。

　　一位合格稱職的醫生，必須具備專業的知識和能力，解除病人的痛苦。但是，面對不同的病人，如何了解病人各方面的需求，並適時地去安慰滿足他，就需要高度的智慧與耐心。這種微妙而又親密的醫病互動關係，就是醫學的挑戰，也是高難度的醫學哲學。

　　在醫生為病人診療的過程中，除了靠醫生的專業知識與先進的醫療設備外，醫生對病人的愛心及耐心更是治療成敗的主因。有許多專業知識豐富、技術精湛的醫生，往往因為與病人缺乏親切而良好的互動，因而無法有效地掌握病人病情的變化，使其在重要關鍵做出正確的判斷與處理；如此一來，醫療效果便大打折扣，有時還會發生令人遺憾的結果，導致醫病關係惡化，甚至引起醫療糾紛。

如今，臺北醫學大學市立萬芳醫院的團隊在北醫校長邱文達教授的領導下，致力於醫病關係的改善，俾求加強病人就醫之安全，同時廣邀各界人士，就醫病關係撰寫專文，從不同角度探討醫生與病人互動及溝通之道，為充滿愛心熱誠的醫療服務描繪美好的藍圖，相信透過本書的問世，能影響醫界工作人員及民眾，大家攜手努力改善國內醫療環境，跨越醫病關係的鴻溝，開創更美好的明天。

（本文作者吳成文，中研院院士，國家衛生研究院創院院長，亦曾擔任中央研究院生物醫學科學研究所所長及臺北醫學大學董事長，現為陽明大學特聘講座教授，為國際生醫界知名之科學家。）

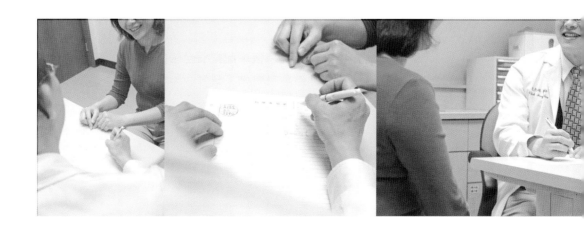

「三誠」是醫病溝通最好的方法

「醫師」若能本著「人文精神」走入社會，
幫助人群，對公共衛生的預防
與健康促進能有更大的加乘效果。

　　讀醫學系時，一位學長騎機車出遊，車禍身亡；當我在北醫附設醫院當神經外科主治醫師時，相熟識的報販文先生，也因騎機車撞成植物人；他們兩人都沒有戴安全帽。尤其我在北醫附設醫院的頭幾年，幾乎每隔一、兩天，就會有因為沒戴安全帽而發生頭部外傷的傷患，我每天晚上都在急診室為這些傷患開刀。由於這些刻骨銘心的經驗，讓我決心致力於推動「騎機車強制戴安全帽」的法案，歷經二十年的努力，八十六年終於完成立法。

　　在全國施行之後，「意外傷害」從國人十大死因中的第三名降為第五名，機動車事故死亡人數從八十六年之前的七千五百人到九十一年以後的四千六百人。世界衛生組織（WHO）更援引臺灣的成功經驗，呼籲世界各國加強實施騎乘機車配戴安全帽的計畫。這不禁讓我想到，「當一位臨床的神經外科醫師，終其一生執業卅年，頂多只能替五千名病人開刀，推動騎機車戴安全帽，一年至少可以救三千人！『醫師』若能本著『人文精神』走入社會，幫助人群，對公共衛生的預防與健康促進能有更大的加乘效果。」

　　而早期我在推動安全帽政策時，當時沒有什麼大人物，都是學生在幫忙蒐集、計算資料的，我時常鼓勵他們：「不要擔心自己沒有

地位，每個人都可以站起來說話，只要堅持理念，蒐集資料、尋找證據，一步步前進，終究可以達到目標的。」學生們跟著我參與了許多頭部外傷的調查與問卷，並在這些社會運動的過程裡，體認到身為醫療人員的責任與義務。許多醫學上抽象的概念，也在這樣實際的行動中，轉化成更具體的方式傳遞出去，讓更多的學生與社會民眾對醫學知識有所了解。

我年輕時也曾因醫病間的不信任，而萌生逃避的念頭。當自己還是菜鳥醫師時，在恩師施純仁的照顧階段，一切平安無事；等到獨當一面時，才知道與病人、家屬溝通並不是件容易的事。當時我只能硬著頭皮、勇敢面對，竟發現「誠實、誠心、誠意」，這三誠就是溝通最好的方法。後來，我越來越懂得設身處地體會家屬的心情，和病人、家屬間，也漸漸培養出像朋友般的感情。

經過多年的歷練，面對各種不同的情況，我始終認為：「誠實以告」是最好的方式。在現今醫病溝通仍不十分順暢的大環境下，我盡力做到兩個守則：

一、隨時待命：病人一有問題，醫師若能很快出現，家屬也較能諒解。

二、事前、事後不斷地耐心解釋，讓家屬知道所有的狀況。

身為基督徒，我常把《聖經》〈腓立比書〉所說「忘記背後，努力面前的，向著標竿直跑。」掛在嘴上，並以此自勉，也和所有醫界朋友共享。

（本文作者邱文達，現任臺北醫學大學校長。）

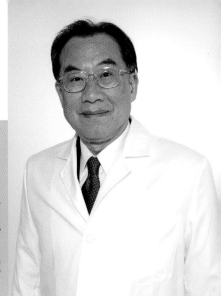

遵循醫學倫理的規範
建立良好的醫病關係

李良雄

醫療過程中，醫師對病人要：

1. 給予愛心
2. 賦予關懷
3. 勤予了解
4. 慎予診療

　　過去，醫界出現了SARS疫情期間醫師臨陣脫逃事件、醫療人球事件、醫師私自洩露病人病情事件、醫師以不當手段獲取健保給付及醫療不當等事件，讓社會大眾對醫界產生不良印象，我們必須承認，目前醫師在社會大眾心目中的地位今非昔比，追本溯源，就是醫德衰退、仁心式微，導致社會大眾感受杏林不再春暖，是醫界被稱為冰冷的白色巨塔的主要原因！

　　近來，資訊發達，民智大開，目前社會大眾面對醫療問題的態度，已由以往的被動轉變為主動，意見也增多，需求和期待也提高，結果導致醫師和病人及家屬的關係日趨複雜緊張；因此，醫療糾紛的案件隨之增加。良好的醫病互動，可以增加醫病彼此間的信任，減少病人及家屬的質疑和抱怨，進而降低醫療糾紛。

醫學並非完美的科學，目前還有許許多多問題尚待了解、解決，醫師是人並非全能，因此醫療的結果常常無法完全掌握，面對病人及家屬的需求及期待，必須誠實以告、說明清楚；醫師只能盡心盡力而為，實在無法保證都能達成。

　　什麼是醫病關係？簡單的說，就是醫師與病人及家屬互動的結果；良好的互動是建立良好醫病關係的基礎，在醫病互動的過程中，醫師的態度要和藹可親、談話要溫和婉轉，避免直接刺激人心的語氣，同時也要展現耐心及同理心，讓病人及家屬心靈得到撫慰、增加信心，提供醫療服務時，要給予愛心、賦予關懷，對於病人的病情及病人和家屬的需求，要充分了解，執行診療要慎重、細心；關於病人的詳細病情、診斷需要的檢查、臨床診斷、治療方式及預後，出院時最後的診斷和出院後追蹤等問題，病人及家屬有了解的權利，醫師有告知的義務。醫師在執行告知過程中，需提供充足的時間，詳細做分析說明，必要時需採用淺俗易懂的詞句並舉例說明，才能幫助病人及家屬了解，有充分的了解才能做適當的判斷和決定；對於病人及家屬的決定，原則上醫師應予尊重，如果病人及家屬一時還無法做出決定，需要尋求第二個意見時，醫師應當配合、提供充分的資料備用。

　　現代醫療是以病人為中心，以病人安全為第一考量的全人服務，除了身體上的疾病外，還要兼顧心理的感受；執行任何治療過程中不能勉強行事、一次做絕，應當見好就收，給病人預留接受另類治療的機會，除非特殊的情況外，病人及家屬有自主的權利，醫師應當予以尊重；如果明知病人及家屬做出不當的判斷與選擇時，有良知的醫師

不會認為一切以病人及家屬的選擇為依歸，反而會再花更多的時間與病人及家屬溝通說明，希望他們能夠改變決定，否則將導致不良的後果。醫師的良知就是仁心的表現，仁心是對於人類生命發自內心的尊重、關懷與反省。在行醫的生涯中，要時時反省與改進，個人的人文素養才會與時俱進；仁術是遵循仁心規範的專業素養，仁心仁術中，仁心在前的意義是仁心比仁術重要，具備仁心仁術的醫師是為良醫，我們社會需要的是良醫，良醫才能慈悲救人！

在醫病互動的過程中，醫師不一樣的表現當然會給病人及家屬帶來不一樣的感受；有些醫師雖然治不好病人，但家屬卻充分了解醫師已經盡心盡力，因此毫無任何質疑和抱怨而且心存感激；反之有些醫師雖然治好病人卻得不到感激、甚至招怨！其中道理值得大家深思！

（本文作者李良雄，為臺灣知名腦神經外科醫師，蜚聲國際，曾任臺北榮總院長、國立陽明大學副校長、臺灣神經外科醫學會理事長，亦曾當選全國模範公務員；現為臺北醫學大學暨附設醫院、萬芳醫院、雙和醫院總顧問、臺北榮總顧問。）

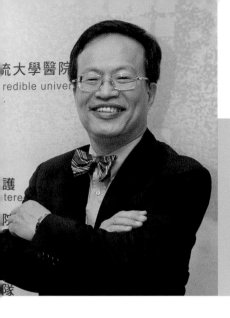

學習成為
優秀的臨床觀察者

沈佩宜

除了從實際病人身上，學習臨床技術外，
廣泛的閱讀文學作品可以豐富醫事人員的人文素養，
使他們能更敏銳的觀察病人，察覺病人沒說出來的病痛⋯⋯

　　生老病死是每個人必須經歷的過程，但對於正處生命力旺盛期的
年輕醫生與青年學子，如何能想像這些未曾體驗過的歷程與階段，又
如何能以同理心去體諒病人與家屬的種種心情？

　　古往今來的文學大家，則是值得我們效法的「偉大臨床觀察
者」，透過他們的生花妙筆，對人生百態的刻畫，許多疾病描述不再
是教科書上死板的教條，往往更生動、更深刻。這些小說名著同時是
我們學習人生經驗的捷徑，使我們能加速地成為成熟的醫學工作者。

　　我喜歡在上課中，以中西文學作品中對醫學相關事務的描寫，引
導同學欣賞、領略文學作品所呈現的美感與力量，並從中體認生命
與生活的意義，啟發對職業生涯深刻的思考。例如，莎士比亞的作品
《羅密歐與茱麗葉》中，羅密歐向藥師購買毒藥的過程：

　　羅：給我一點毒藥，要藥性快的，要讓厭世的人服下之
後，即散佈周身血管立刻倒斃，其令人斷氣死亡之快速，要
像是砲膛裏的火藥，一經點燃便轟然爆發一樣。
　　藥：這樣致命的毒藥我有；但是法律規定出售者死。
　　羅：⋯⋯打破這法律，把這錢拿去吧。
　　藥：是我的窮苦，不是我的本心，答應了你。⋯⋯把這
個放進任何液體裏，喝下去；縱然你有二十個人的體力，也

會立刻要你的命。

羅：這是你的金子，這是害人心靈更屬害的毒藥，在這可厭的世界裏，比你這不准販賣的藥物能殺害更多的人；是我把毒藥賣給你了，你沒有賣給我。

又如中國名著《水滸傳》裡的武大郎，如何被潘金蓮悶死的經過：

武大郎的妻子潘金蓮與西門慶勾搭之後，假意給武大郎治病，將砒霜下在藥湯裏。武大郎服藥後，頓感腹內疼痛、喉乾舌苦。潘金蓮怕他叫出聲來，又用被子將其全身蓋住，可憐的武大郎只歎息了幾聲，就七竅流血，一命嗚呼了。

以及《三國志》裡記載的華陀和督郵的對話，即是急性心肌梗塞的描述：

故督郵頓子獻得病已差，詣佗視脈，曰：「尚虛，未得復，勿為勞事，御內即死。臨死，當吐舌數寸。」其妻聞其病除，從百餘里來省之，止宿交接，中間三日發病，一如佗言。

除了從實際病人身上，學習臨床技術外，廣泛的閱讀文學作品，可以豐富醫事人員的人文素養，使他們能更敏銳的觀察病人，察覺病人沒說出來的病痛，也能更寬容的體諒病人，了解病人異常的行為。

這也就是為什麼臺北醫學大學，把具人文素養當成我們的教育宗旨中，極重要的部分。在這本談醫病關係的書裡，我們看到了作者們豐富的人文素養，而這正是改善醫病關係的重要基石。

（本文作者洪傳岳，現為萬芳醫院院長、臺北醫學大學醫學系內科教授。）

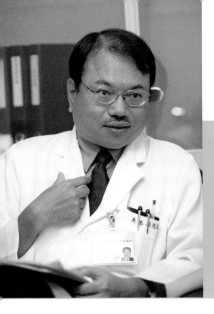

序六
享受當醫生的樂趣

吳志雄

> 多去跟不同的老師看診，
> 從中觀察不同的行醫風格，
> 然後，學習每位老師好的部分，
> 融合成為自己的獨特風格。

　　小學六年級那一年的農曆新年，我因為腹部發生劇痛，但由於過年期間求診不易，被送到母親朋友開的診所就醫，醫生診斷我得了急性闌尾炎，並安排一位外科醫師幫我開刀，三天後身體即恢復正常且行動自如。當時我心想：「外科醫師真的好神奇，本來肚子痛得要命，但經過開刀後竟很快就好了。特別是那位醫師對我講話的樣子，親切又有自信，簡直帥呆了！」自此便立下了要當外科醫生的志願。

　　醫學院剛畢業時，在馬偕醫院實習，當時的羅慧夫老師曾對我們說：「當醫師是"privilege"，中文通常翻譯為『特權』，其實並不恰當，應該改成『福氣』。」在我學會開刀後，常常在醫療過程中發現許多樂趣，尤其每次在開刀房裡完成手術後的心情感受，就像是完成一件藝術作品般地快樂，此時更深刻體會到恩師所說的「當醫師真是一種福氣」。

　　在長庚任職期間，有幸再度遇到一位心中的良師典範，當時的大腸直腸外科主任——范宏二醫師。欣賞范老師的理由不是因為他的名氣大，而是范老師「開刀的氣質」。在我踏上醫學之路後，從醫學

生、實習醫師、住院醫師、總醫師……到現在，見過許許多多的醫界前輩：有些醫師在開刀時，一緊張，就破口罵人，把身旁的人當出氣筒；但范老師很不一樣，他總是心平氣和、穩健且不慌張，因為有把握，開刀的過程才能成為一種享受。就連他平日對病人的態度，也像菩薩般的親切隨和。

這些良師的教導深深影響著我，我堅信「視病猶親」不應該只是口號。病人來看診時，我總會拍拍他們的背，握握他們的手，讓他們有被關懷的溫馨感覺。在面對學生時，我鼓勵他們多去跟不同的醫師看診，並從中觀察各自的行醫風格，學習好的部分，並融合成為自己的獨特風格：

碰到一位好老師，影響你一輩子，是很幸運的事！

從本來想自己開業，到現在回母校附屬醫院行醫，這中間的落差實在很大，所幸在每個階段中，都能得到良師益友們的帶領與協助，也讓我更堅持「生命不可以輕易放棄」的信念。其實醫師能做的就是「救人」，當病人從進醫院時的痛苦模樣，到好端端走出去，那種心境感受實難以言喻，非外人能體會；尤其當恢復良好的病人回診，他們緊握你的手表達心中的感謝，在雙手被緊握的那一刻，更讓我深深覺得：「pay back everything！」

（本文作者吳志雄，現任雙和醫院院長。）

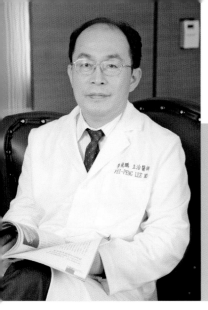

「溝通」是最重要的關鍵

李飛鵬

良好的醫病關係，是建立在雙方的互信互諒，
醫生對病人及其家屬不要有所隱瞞，
更要不厭其煩地把各種醫療處置可能的後果說清楚、
講明白，才不致因誤解而發生不必要的糾紛。

行醫多年，最令我印象深刻的醫病關係，就是六、七年前，有位七十多歲的老先生，因口含梅子卻不小心於吞嚥時卡在氣管中，隨即來院急診並會診耳鼻喉科，眼見梅子嚴實地卡在氣管，老先生命在旦夕，最好的方式就是以硬式支氣管鏡取出氣管異物，由於當時這類病例較少，所以院內只有軟式支氣管鏡。

我大費周章地向他院手術室緊急借調相關設備，等一切安置完成時，患者因為脖子較短，無法順利將硬式支氣管鏡由口部插入，在病人生命危急的情況下，及取得家屬同意後，我當機立斷，為患者進行氣管切開術，並經由氣管切開術切口插入硬式支氣管鏡，才順利將梅子取出，成功搶救了老先生寶貴的性命，心中喜不自勝！

隔天我去加護病房診查病人的恢復情形，不料竟遭到老人家氣急敗壞的責難，因氣切而無法言語的他，以紙筆寫下責怪的言詞：一則怪我為何幫他氣切，二則覺得加護病房像個倉庫，還要求要見當時的院長，這是我始料未及的。事後想想，病人當時的景況確實不好受，也難怪會有此反應。

所以幾天後，我再度探視他，並詳細解釋當時危急的情況，與為何幫他以氣切處置的理由，老先生果然心平氣和的接受了。康復之後，直到現在，他成為相當信賴我的病人之一，讓我深深感受到與病人「溝通」的重要性！良好的醫病關係，是建立在雙方的互信互諒，醫生對病人及其家屬不要有所隱瞞，更要不厭其煩地把各種醫療處置可能的後果說清楚、講明白，才不致因誤解而發生不必要的糾紛，造成雙方的二度傷害與浪費社會資源。

　　今天，有幸成為醫院的最高管理者，但我也曾身為病人或病人家屬，深知病人的種種需求，故時時以病人的立場來設想，對於設置迅速、溫馨的醫療流程，不斷提昇醫療品質，提供最好的醫療服務，確實保護病人隱私，降低就醫成本，創造色香味美與營養兼具的醫院伙食……這些看似微不足道的小地方，都是我終身持續努力與提昇的目標。

　　同時，我也是個耳鼻喉科專科醫師，也能體認現今醫生的種種難為，除了不斷增長醫療專業的學養、豐富自我的臨床經驗，更要培養抗壓力與情緒管理能力，才能給予病人高度的安全感與信賴感。所以，我以自身經驗建議醫生朋友，要養成良好的運動習慣，一則增強體力，以應付龐大的工作量，二則可維護自我健康。當醫生有了健康的身心靈，更能造福因病所苦的朋友們，自然締結圓滿的醫病關係。

（本文作者李飛鵬，現為臺北醫學大學附設醫院院長）

理論篇

本文作者Suzanne Kurtz，三十餘年來致力醫病溝通教學，她在加拿大卡加利大學（University of Calgary）建立醫病溝通課程與教材，施予學員評量與回饋，以改進醫療人員的溝通技巧，在此領域是國際知名的專家。

她所建立的《醫病溝通指引》（Calgary-Cambridge Guide），及兩本重要的醫病溝通教科書：《醫療溝通技巧之教與學》（Teaching and Learning Communication Skills in Medicine）、《醫病溝通的技巧》（Skills For Communicating With Patients），已經被翻譯成多國語言。

1976至2005年間，她任職卡加利大學教育系及醫學系教授；自2006年1月起，則轉任華盛頓州立大學獸醫醫學院教授及臨床溝通中心主任。

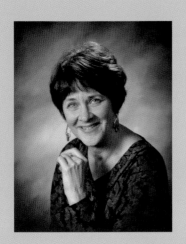

醫病溝通的教與學

Universities of Calgary and Washington State International Conference and Workshops

Suzanne Kurtz

（蔡淳娟◎記錄整理）

　　三十年前當我開始教醫病溝通的時候，大家都不看好，人們認為溝通是不需要教的，而且也教不會，後來我要出版一本書講醫病溝通的教與學，竟然沒有一個出版社要替我出版。那時，人們認為人的溝通能力是與生俱來的，是一種個人特質，乃是從小耳濡目染而來，所以不需要教；也有人認為加拿大人習慣的溝通方式，以及我們所採用的訓練方法，並無法應用於世界的其他地方。如今，《醫療溝通的教與學》（Teaching and Learning in Doctor-Patient Communication）一書不僅被翻譯成多國語言，也已經再版。

　　溝通的技巧如今被認為是很重要的臨床技術之一，醫生光是具有深厚的醫療知識，很好的醫療技術及解決問題的能力，若沒有好的溝通技巧與態度，還是無法讓病人滿意。本文將探討為何世界各地如此注重醫病溝通的教育，以及目前我們所得到的證據，都足以用來支持醫病溝通教學的效果。後面，我將自身對醫病溝通的教學經驗提出來與大家分享。

為何要注重醫病溝通？

1.良好的醫病溝通可以產生較好的疾病預後。

  (1)可以增加病人對疾病的了解。

  (2)可以減輕病人的症狀與疼痛。

  (3)實際改善疾病的預後。

  (4)可以使病人比較合作。

  (5)可以鼓勵病人參與醫療決策。

  (6)病人較有安全感。

  (7)病人的滿意度較高。

  (8)醫生的成就感比較大。

  (9)減少醫療成本的花費。

  (10)減少醫療糾紛與訴訟。

2.良好的醫病溝通可助益有效進行醫療諮詢。

  (1)增加醫療資訊傳達的正確性。

  (2)增加溝通效果。

  (3)提供病人更多的支持。

  (4)較容易在醫病間建立共同立場（common ground）。

  (5)增加醫病間的合作關係。

3.良好的醫病溝通可以大大增加病人的合作，病人越合作則疾病預後越好。

醫病溝通是否能教（學）？

Aspegren綜合了八十一個醫病溝通相關研究，其中三十一篇是隨機測試（randomized trials），三十八個是開放式成效研究（open effect studies），十二個是描述性研究（descriptive studies）。其結論為八十一篇中只有一個研究沒有正向效果，其他的溝通訓練課程都呈現正向成效，受測的對象涵蓋醫學生、住院醫師、年輕醫師以及資深的醫師，甚至資深的專家也像一般科醫師一樣，可以得到溝通的訓練成效。

Hoffer Gittel等人之報告，強調以醫病關係為重點的溝通，可以有效改

善對病人照顧的品質，對醫療品質感到滿意的病人數增加22%，降低住院天數31%；手術後不覺得疼痛的病人比率增加7%；術後病人的自由活動率增加5%。）

　　人們還有個錯誤的觀念，即溝通的學習最好是由經驗學來。其實，這些醫師的經驗常常是壞習慣所累積而成，若缺少指導，人們自省的能力是很差的，「經驗」經常不是好老師。Maguire et al 1986的研究顯示，離開學校五年以後，醫師蒐集病人資料的能力增強，但是向病人解釋與溝通的能力並沒有增加，多數醫師並不會去了解病人的觀點，或病人的期待，也不太鼓勵病人發問或與病人協商，或去弄清楚病人聽懂了沒有。

溝通技巧的教與學

　　醫病關係現在已有改變，從過去醫師的父權地位（乃是由以醫師為中心的溝通），到以病人為中心的溝通方式，再到如今強調要以醫病關係為中心的溝通要訣（Relationship-Centered Care）。溝通的目的過去被認為是為了傳達訊息，現在主要則是為了「達成共識」，以增加醫病溝通的效果，提供病人更多的支持。若以訊息的傳達方向，溝通可以分為「丟擲模式」（Shot-Put Approach）以及「飛盤模式」（Frisbee Approach）。前者是傳統上認為好的溝通就是把話講清楚，注重傳講的內容，但是並不注重聽者的回饋。後者則有兩個主要成功因素，一為確認對方聽得懂，其二為體認到雙方的共同立場。強調要有互動，有來自聽眾的回饋。藉由好的溝通可以增加病人的滿意度，使病人更能配合治療，與醫療人員合作，進而改善疾病的預後。醫療人員所需要具備的溝通技巧，已經不是一般的平日溝通技巧，而是需要特別訓練的專業溝通技巧。

教導醫病溝通需要下列的技巧

1.系統性描述與定義溝通的技巧。
2.直接觀察學生與病人的溝通過程。
3.給予有效的回饋。

4.指導學生再三演練。

5.有計畫性地讓學生重覆演練、逐步加深其技術。

6.評估溝通技術的進步情形。

醫病溝通的內涵

1.內容面：這是關於您說些什麼，您所要蒐集或給予的資訊。

2.感受面：這是關於您所想的，所感受到的。您解決問題的思路、您的理由、您對事情的看法、信念、意圖及您的感受。

3.過程面：這關乎您如何進行溝通？如何去搜尋資訊？如何與病人、同儕、或其他醫療人員建立關係？如何使用非語言性的溝通技巧。

在我教導醫病溝通的這麼多年來，發現這是一堆複雜技術的綜合，若沒有對這些訂下一個清楚的架構，教師將很難有效教導，學生更會有學習的困難。我於是用下圖的架構將這些溝通上用得著的技術分類。溝通的技巧共涵蓋了五十六個過程面，這個有組織的架構所提供的指引，我們稱之為Calgary-Cambridge Guide。如今Calgary-Cambridge Guide已經被廣泛使用於醫學各專科領域，以及其他的醫療科，不僅用於醫學院學生的溝通教導，也使用於畢業後執業醫師的教導，Calgary-Cambridge Guide已經翻譯成十二種語言，通用於世界各地。

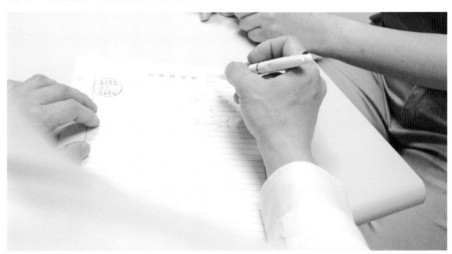

Calgary-Cambridge Guide

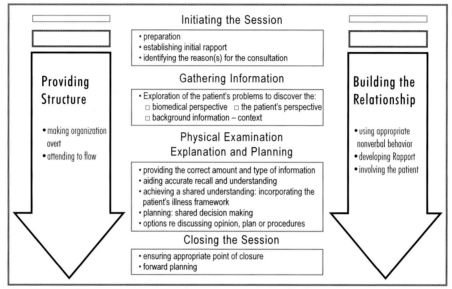

Initiating the Session
- preparation
- establishing initial rapport
- identifying the reason(s) for the consultation

Gathering Information
- Exploration of the patient's problems to discover the:
  - □ biomedical perspective □ the patient's perspective
  - □ background information – context

Physical Examination
Explanation and Planning
- providing the correct amount and type of information
- aiding accurate recall and understanding
- achieving a shared understanding: incorporating the patient's illness framework
- planning: shared decision making
- options re discussing opinion, plan or procedures

Closing the Session
- ensuring appropriate point of closure
- forward planning

Providing Structure
- making organization overt
- attending to flow

Building the Relationship
- using appropriate nonverbal behavior
- developing Rapport
- involving the patient

Kurtz S, Silverman J, Benson J, and Draper J. University of Calgary and Cambridge.

Calgary-Cambridge Guide的用途

1.完整地描述溝通的技巧。

2.綜合有用的溝通證據。

3.組織溝通的內容以幫助記憶。

4.形成架構以幫助溝通技能的建立。

5.用來作為給予學生回饋的基礎。

6.提供學生多角度的指引。

7.做為各層級溝通課程設計的基礎。

下列不容易溝通的情況，均可使用相同的溝通技巧

1.跨文化、社會經濟差異的議題。

2.解釋對各種不同風險與益處的考量。

3.了解某些特殊族群的需求（如老年人、青少年、難纏的人、缺乏醫療常識的人）。

4.預防及健康促進議題。

5.告知壞消息、與臨終病人對談。

6.性別差異。

7.倫理的議題。

Calgary-Cambridge Guide應用於問診時分為五個主軸：

一、起始

■ 建立初步的情誼

1.招呼病人、稱呼其姓名。

2.自我介紹、說明自己的角色、這次面談的性質，必要時徵求病人的意見（同意）。

3.表現對病人的尊重與關注，注意到病人的舒適度。

■ 釐清病人來諮詢的原因

4.釐清病人的問題及他想要討論的議題，如：「您想要談什麼？您期待我為您解答什麼問題？」

5.仔細傾聽病人的開場語，不要打斷或引導其答話內容。

6.確認還有沒有其他問題，如：「所以，您覺得頭痛、很累，還有什麼其他的問題嗎？」

7.同時考量醫師與病人雙方的立場。

二、搜尋資料

■ 探討病人的問題

8.鼓勵病人用自己話語描述其問題。

9.適當使用開放式與封閉式問題，通常先用開放式的再逐漸轉用封閉式。

10.仔細傾聽，不要打斷，有時停下來讓病人思考與回答問題。

11.鼓勵病人回應，用語言或非語言技巧，如使用鼓勵的話、靜默、

重複、引用其話。

12. 要回應病人透露出語言或非語言性的線索，如肢體語言、話語、臉部表情等，適當地確認之。

13. 釐清病人不明確的描述，或者強調一下病人的需要。

14. 使用明確、易於了解的問題與建議，避免艱澀難懂的名詞。

15. 確立病人描述事件的出現日期與順序。

■ 了解病人的技巧

16. 主動去探討並確認下列事項：

　(1)病人的想法，如信念、原因等。

　(2)病人在乎些什麼，如焦慮。

　(3)病人的期待。

　(4)對病人的影響，如病人的生活品質。

17. 鼓勵病人表達其感受。

三、建立會談的架構

■ 使討論架構清楚

18. 每一個主題結束時總結一下，確定沒有遺漏或誤解，讓病人有機會更正。

19. 進行另一主題前，先給一些導言。

■ 注意陳述的流程

20. 內容的安排有邏輯順序。

21. 注意有效運用時間。

四、建立關係──鼓勵病人參與

■ 適當運用非語言性溝通行為

22. 展現非語言溝通技巧：

　(1)眼神的接觸、臉部表情。

　(2)姿勢、位置、態度、肢體動作等。

　(3)聲音的線索，如說話速度、音量、音調、音頻高低等。

23. 若您在看診中需要讀資料、作記錄，或者使用電腦，也要留意不

要中斷對話，或影響彼此的情誼。

24.要展現適當的自信心。

■ 延展彼此間的情誼

25.接受病人適當的觀點與感受，不要論斷之。

26.要有同理心，以溝通達成相互間的了解。（如：立場與感受）

27.給予病人支持。表達您的關懷、了解、樂意幫忙，您知道病人的努力，知道病人自己也想要好起來，您願意做他的夥伴。

28.小心處理令人尷尬的敏感問題，小心病人身體的疼痛，例如病人體檢的時候。

■ 讓病人參與醫療

29.與病人分享您的想法，以鼓勵病人參與醫療處置，如：「我現在想的是……」。

30.若您提出的問題或施行的體檢顯得不合常理，就要向病人解釋緣由。

31.作身體檢查前，要向病人說明其過程，徵求其同意。

五、結尾（初步解釋與計畫）

32.在適當的時機，就可以解釋給病人聽，但須避免太早給予解釋或作結論。

33.給病人的資訊要清楚明瞭、易懂，避免過多資訊，或使用艱澀名詞。

34.與病人做約定，如：「下一步如何做……」。

35.查驗病人對您的解釋／治療計畫的了解與接受度，確定您已經回答了病人所關切的問題。

36.簡短地做個總結。

37.鼓勵病人再想想有無其他問題，給機會再討論。（如：您還有沒有其他問題要討論？）

溝通技巧的教導

教導上述溝通技巧應該要以經過設計的課程來執行，經過設計的課程稱為「正式課程」（formal curriculum），例如：專業溝通課程、閱讀、

使用模擬病人、錄音、錄影設備、直接觀察、給予回饋、演練及評量等。

　　而較「非制式化的課程」（less formal curriculum）則包括：臨床工作中的即時教學、典範教育、潛在課程（如：學生看著我們如何對待別人，感受我們如何對他們，再加上同儕及自己的經驗，而得到的學習）。其他還有演練、從病人處得到回饋等。

　　這些非制式化的學習方法有許多缺點，例如：模仿的對象並不穩定，有些模範是好的，有些卻不然，好的學習對象並不多，而可以給予好的回饋、使用有結構的方式教導的教師更少，經常老師們不太知道如何將好的溝通技巧講清楚，年輕醫師又常憑著直覺，企圖模仿模範對象的溝通技巧，卻又不知道老師們是如何辦到的，也弄不清楚前輩的溝通到底好在哪裡。現場的學習（learning in-the-moment）則常受限於時間與工作的多樣性，教學場合有難以預期的變化，因此成效頗受挑戰。

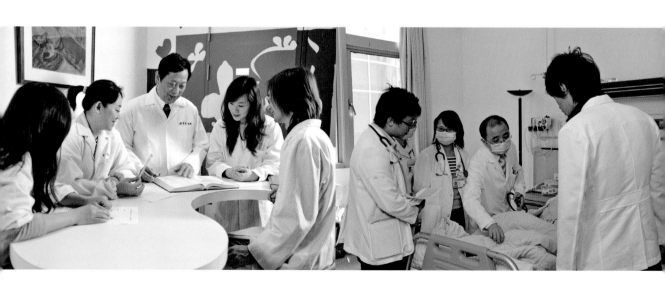

毫無疑問地，溝通技巧是很重要的臨床技術之一，臨床技巧必須被有效地教導。醫病溝通牽涉複雜的技巧，這些溝通成功的要素需要經過組織，以有計畫的訓練課程來執行，"Calgary-Cambridge Guide"可提供一個很有用的訓練架構。

＊Reference

1.Aspegren K（1999）*Teaching and Learning Communication Skills in Medicine：A review with Quality Grading of Articles.* Medical Teacher 21（6）.

2. Kurtz S, Silverman J, Benson J, & Draper J（2003）. *Marrying Content and Process in Clinical Method Teaching: Enhancing the Calgary-Cambridge Guides.* Academic Medicine. Vol 78, No 8/August, pp 802-809.

3.Kurtz S, Silverman J, and Draper J（2005）*Teaching and Learning Communication Skills in Medicine, 2nd Ed.* Oxford, UK and San Francisco: Radcliffe Publishing.

4.Siilverman J, Kurtz S, and Draper J（2005）*Skills for Communicating with Patients, 2nd Ed.* Oxford, UK and San Francisco: Radcliffe Publishing.

5.Riccardi V & Kurtz（1983）*Communication and Counselling in Health Care.* Charles C Thomas, Springfield, Illinois.

蔡淳娟醫師

現為義守大學醫學院醫學教育副院長、加拿大卡加利大學（University of Calgary）醫學教育博士。長年深耕醫學教育，從事師資培育，並致力醫學倫理教學之研究。

曾任萬芳醫院小兒部主任、臺北醫學大學醫學系副主任、小兒科學與醫文所副教授、國立成功大醫學院醫學教育助理副院長、國立成功大醫學院醫學系助理教授、馬偕醫學院籌備處學術執行長、馬偕紀念醫院小兒科主治醫師暨小兒腎臟科主任等。

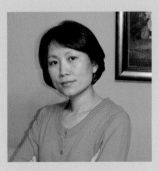

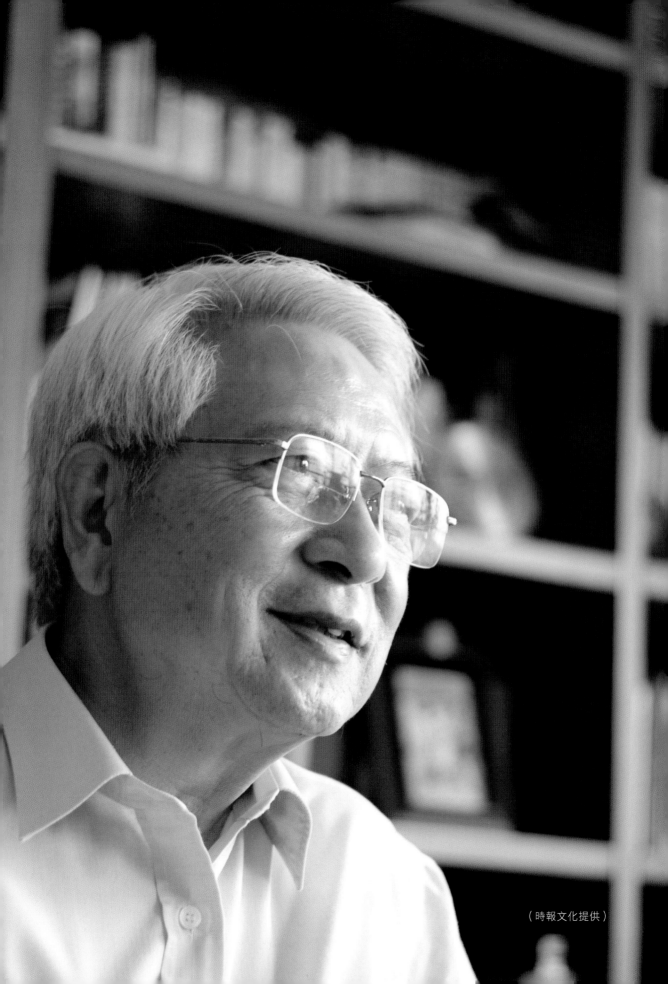

（時報文化提供）

醫病溝通：
醫師專業素養的重要性

Professionalism：an Important Component in Doctor-Patient Communication

黃崑巖

　　本文作者黃崑巖教授，為醫學院評鑑委員會（TMAC）主任委員，不僅在醫學與教育方面具有頂尖的專業素養，更是醫學界的人文學家，具有豐富的學識、精闢的觀察能力，在醫學、教育、及人文等各領域都有傑出成就；更是一位不立志做大官，也不立志做大事，只立志要把每件小事做好的實踐者，總是能讓事情朝光明的方向走，讓生活往更好的層次發展，令人讚嘆與欽佩不已。

　　醫師的專業素養（Professionalism）在現在的醫學教育中非常重要，幾位優秀的醫學生從國外進修回國後，描述讓他們印象最深刻的，是國外在培養的醫師專業素養上的努力，其中最重要的就是：「醫病關係」（Doctor-Patient Relationship）、與「醫病溝通」（Doctor-Patient Communication）。曾有兩篇刊登在《中國時報》的文章說，醫生要懂得法律才能避免醫療糾紛，對於這點我很有意見，避免醫療糾紛最基本的方法應該是良好的 "Doctor-Patient Relationship"、與 "Doctor-Patient Communication"，如果只是用法律強調如何避免醫療糾紛，醫師的醫療行為只會處處表現出防衛心而已。

醫師需具備的基本能力

　　「世界醫學教育聯合會」（簡稱WFME， World Federation for Medical Education）提示了七個身為醫師最基本的能力，即在校醫學教育

的七大目標：

1.基本生物學科學知識（Basic biomedical sciences）。

2.基本行為及社會科學知識（Basic behavioral and social sciences）。

3.人文科學（Humanities）。

4.一般臨床技能（General clinical skills）。

5.臨床決斷技能（Clinical decision-making skills）。

6.溝通技巧（Communication abilities）。

7.醫學倫理（Medical ethics）。

上述的前三個是《弗斯納報告書》（Flexner Report）所主張的醫學院入學資格，第四個才是一般的臨床技能（General clinical skills），當時他認為美國Johns Hopkins這所學校，能夠將這三個標準嚴格遵守，所以它是唯一夠Flexner標準的美國一所醫學院。

「美國醫學教育諮詢委員會」（LCME, Liaison Committee on Medical Education）及「醫學評鑑委員會」（TMAC, Taiwan Medical Accreditation Council），針對醫學院畢業生的基本能力界定，第一句話都說："When a student graduates from the medical school, he should be able to provide fundamental healthcare."（當學生從醫學院畢業，應該能提供基本的醫療保健。）這對醫學院畢業生的教育，應該是一個淺而廣的目標，我去評鑑的時候卻看到，學生所學習的，及被使用來教學的病歷，60%以上都是次專科的材料，我在臺灣曾去一個很有名的醫學院評鑑，那時發現見習醫師（clerks）不是走來走去沒人管，就是整天躲在醫務室裡面。穿起白袍以後，就在醫院裡面躲了起來，所以說這白袍是「看不見的白袍」。

許多制度引進臺灣以後，施行起來就走樣了。在WFME標示醫師應該具備的七大基本能力中，科學的知識與判斷只佔了其中的兩、三項，其他都是屬於醫師專業素養的項目，其中注重的是：「我生病的時候，我會不會去看這位醫師」。一個社會注重的是什麼，就會得到什麼樣的醫師。

醫師的專業素養

在西方的社會裡面，"Professionalism"（專業素養）這個字

是指「理論」（theology）、「法規」（law）、與「醫療實務」（medicine）。現在的社會中，theology方面已經走下坡了，所以主掌professionalism運作的，主要的是law跟medicine，但現在medicine是比law還要重要，因為現在不管是美國還是臺灣人，平均3／4的人每年都要看一次醫生。但要一個剛畢業的高中生，自己確認其選擇醫生這個領域是正確的，或要我們先能夠選對學生來讀醫學院，這實在是件很困難的事，所以澳洲的十一所醫學院把原來的七年學制改為後醫系的四年制，臺灣的TMAC也在討論改變學制的問題。

如果Profession這個字，是由theology、law、medicine這三個字來解釋的話，翻成「專業」並不是恰當的，但什麼是profession？什麼又是occupation？什麼才能稱得上是專業？是讀到博士的高學歷或是塑造聲譽後所得到的嗎？在西方occupation（職業）所代表的絕不是profession。

醫師專業素養的各類標準

professionalism這個字在英文語言上也演化了其意義，professionalism與amateur（業餘的）相較之下，professionalism是有專業的意涵，"professions are learned and largely self-regulating"（專業是主動地廣泛學習），臺灣也是這樣子的，醫師都要先接受一段相當長的時間訓練。接下來就是"specialized workers"（專業人員），其中professor已經拓展到所有的大學教授也稱為professor，最重要的衡量標準就是"simply good at what he／she does"（他好在什麼地方）。

美國醫學院學會（AAMC, Association of American Medical College）對醫師專業素養的教育目標是：充足的「知識」（knowledgeable），具良好「技術」（skillful），有「利他精神」（altruistic），有「責任感」（dutiful）。最能一生利他的行業是醫師，其次是老師，若作個醫師加上老師，那就是一輩子竭力圖利他人了。

美國畢業後醫學教育評鑑委員會(ACGME, The Accreditation Council for Graduate Medical Education)，對professionalism的定義為「尊重」

（respect），有「憐憫之心」（compassion），「正直」（integrity），「樂意助人」（responsiveness to needs），「利他精神」（altruism），可被「信賴」（accountability），「追求卓越」（commitment to excellence），具「良好醫療倫理」（sound ethics），尊重文化、年齡、性別之差異，及扶助弱勢（sensitivity to culture, age, gender, disabilities）。

　　能將自己的利益放在其次，遵循道德與倫理的高標準，回應社會的需求，認同人道精神的價值觀（正直、誠實、有愛心、有同理心、利他精神、尊重他人）、值得被信賴、追求卓越、熱心學問、有解決問題的能力，能夠反省、自我主導學習等。

　　具備professionalism的典範學習（model）來源可以是：

　　1.全體醫療人員（faculty）。

　　2.住院醫師（residents）。

　　3.自我的言行（what we say and what we do ？）。

　　4.潛在課程（hidden curriculum）。

　　5.檔案（file, dossier）。

　　6.教師成長中心（CFD, central faculty development）。

　　TMAC十分重視CFD的有效運作，現在各大學都已經很注重CFD，但實務運作上要很小心，因為根據日本的數據，有98%的professor都覺得自己是世界上最行的，所以如果要找大學的老師來教他們如何教書、如何溝通，是不容易的；其實，住院醫師是醫生最初的老師，所以住院醫師也都要經過CFD的陶冶訓練；而在教導的方法上，一句話說："What we say and what we do"（自我的言行），其意思就是說：「學生的眼睛是很雪亮的，大家都在看！」

專業素養的身教與言教

　　教師的身教是很重要的，學生是看著您「做的」在學，而不只是聽您「說的」在學的，以身教與言教教專業素養，這是很難教的地方。也要鼓勵學生多閱讀，可以看看Brigham and Women's Hospital的兩位醫師的書，另外Atul Gawande是一位傑出的外科醫師，著作有《一個外科醫師的修煉》（*Complications*），Jerome Groopman是血液腫瘤科醫師，著有《醫

生如何思考》（*How doctors think*），這本書對照自己的經驗，解釋這些細密的思緒，赤裸裸地把醫生面對病人是如何思考，描述得鞭辟入裡。醫生不僅具備完整的臨床能力，並能適當處理兩性問題，對於走進急診室求診的病人，只要是女人與兒童，都要想到有無「家暴」或「兒虐」的可能，而送他們就醫的人往往很可能就是施暴者。

有位美國的醫學教育專家說過："Medicine can't be taught, but can be learned."（醫學無法被教，但是可以學習），有人說醫學是畢業以後學的，這是一輩子的事。另外一個很重要的項目是個人的檔案（file／dossier），你要介紹一個學生好或不好，要憑著他的學習歷程紀錄，當學生要您寫推薦信時，要把他的file要拿出來看一看，不能讓學生自己寫好履歷，需要您的簽名就簽了。

落實醫師專業素養的重要性

對醫療專業素養的注重還要落實在醫學生入學測驗這一關，企業界用人都要經過面談（interview不是oral examination），2007年11月19日《中國時報》報導，教育部規定醫學系新生甄試每年要增加10%，故十年左右要到全面甄試，我們經常會發現，女生比男生被錄取的機會多，以面談要看出學生是否具備適合當醫師的能力時，其中「溝通」是一個很重要的項目，黃達夫基金會已經舉辦過這類研討會。面談時要檢驗考生是否有發展良好professionalism的特質，專業素養是醫療溝通的基礎，用來處理醫病關係間的問題，對病人宣告壞消息，危及病況的處理，促進病人在治療中合作，提供病人支持、安慰與鼓勵，能夠警覺醫療利益衝突的存在，而能有所為有所不為。

最後，醫師的專業素養也需要被評量，現在有許多測量工具，可以用來測驗學生的表現，例如：Mini CEX, OSCE, Students' files等，可作多方面的評量。

醫療專業素養的教育，決定未來醫師的素質及醫療的品質，教育者應當以身教言教作為學生的模範，在醫病溝通中注入醫者的專業素養，以促進醫病關係，提昇病人滿意度與疾病預後。

本文作者高正治（族名Gui Giling），現為臺灣原住民醫學學會理事長、金峰鄉衛生所醫師兼主任，曾任第二屆國民大會不分區代表、臺東縣衛生局第一課代理課長、省立臺東醫院內科住院醫師、蘭嶼鄉衛生所主任兼醫師、衛生署原住民及離島衛生諮詢委員、行政院原住民族委員會健康諮詢委員。

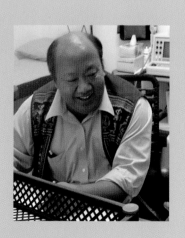

從醫病關係談與原住民溝通禁忌

Communication Taboo in Taiwan Indigenous People

高正治

原住民的界定與相關宣言

●原住民的界定：

1.歷史上曾經佔有並且使用具體的領土。

2.自願保留其文化特點，其中包括語言、社會組織、宗教以及精神價值觀念、生產方式、法律以及機構。

3.自我確定並經其他群體或者國家機構確認為獨特的群體。

4.都曾遭受過征服、邊緣化、剝奪、排斥或者歧視。

●聯合國原住民權利宣言：

1.原住民集體和個人有權維護和發展其特性和特徵，包括有權自認為原住民並被承認為原住民。

2.原住民和個人有權行使權利所涉或民族的傳統和習俗歸屬某一社區或民族。

3.原住民集體有權根據其習俗和傳統決定他們自己的公民資格。

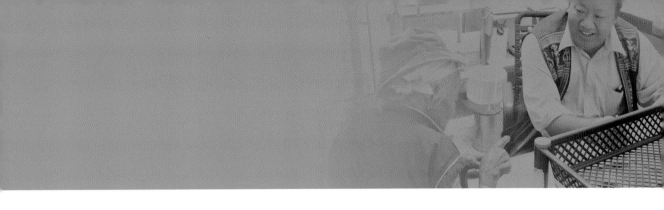

語言，從一個故事說起

有一回在颱風天之後，有位媽媽帶小孩子去看小兒科，新到的小兒科醫師問：

「你的小孩子怎麼樣了？」

「發燒。」媽媽回答

醫師又問：「什麼時候發燒的？」

媽媽說：「後天發燒的。」

那時我突然想起，我在北醫附設醫院擔任小兒科醫師時，遇到的排灣族媽媽也是這樣回答。因為「前天」還沒有到，「後天」已經過去了，不同的族群使用不同的語言去描述，使得辭彙產生這樣的顛倒。所以要進入一個不同族群的靈魂，去了解他的疾病狀況，語言是非常重要的！目前在花蓮以及臺東一帶的醫師，至少都能講約五十句至一百句的原住民的辭彙。

只要你聽得懂他的辭彙，你就可以更了解他們、與他們溝通。包括跟原住民老人家說要多吃鈣質，老人家可能會回家邊煮飯邊看著蓋子說「這蓋子是要怎麼吃啊？」或如有個年輕的原住民去世了，我們跟他太太說，這個車禍死掉囉，問他妻子說要怎麼處理（指身後事），她就說：「用烤肉的好了。」（意思就是火葬），因為原住民目前在聖誕節要烤肉，過年也要烤肉，類似這樣，原住民就會把一般的辭彙變成自己的辭彙來反映生活的狀況。

文化與社會福利？！

對於原住民的定義大家一定要考慮到：「都曾遭受過征服、邊緣化、剝奪、排斥或者歧視」，其實在座的每個人，在臺灣群體社會裡面，尤其是國家社會的法律，多多少少都有這樣的感覺。其中更重要的是文化的參與、語言、社會組織、宗教以及精神價值觀念、生產方式、法律等，絕對不要用你的「常識」（common sense）去看他所謂的社會組織，例如結婚這件事情，你不能用一般漢民族結婚的方式，去看待其他族群結婚的內

涵，他們有他們的形式，其內涵也是不一樣的！就好像各位看到阿美族群是母性社會，所以男孩子都要入贅，以漢民族來講，過去「入贅」是沒有前途、沒有能力的人才會這樣做，其實阿美族的男孩子，入贅到女性的家中，是非常榮耀的事，證明這個年輕人的工作能力、行為及處事態度，對部落公共事務的參與，受到族人及女方肯定，但外人總是以為入贅的男子，除了做愛跟工作之外，其他的都不必煩惱。

去年聯合國有一個「原住民權利宣言」，在作社會救助的時候，除了救助當事人，也要與他的家屬討論，不然以後家屬就不會再照顧他，所以家族的認同，對現在社會福利輸送是非常重要的。另外，就是以習俗與傳統來決定他們自己的公民資格。現在臺灣有十幾個族群，大家要知道沒有哪些區域是以線來劃分的，很多族群都是混合的，所以當你問他是什麼族群的時候，有時候根本沒辦法回答。居住在都會區的原住民男孩最可憐，每個到國中、高中、大學就讀時，去學校的第一天老師就問「原住民的舉手」；一般舉手的人，所有平地朋友就不理他了，因為這代表他開始要被加分了、開始要享受特別的福利，類似這樣透過社會福利所造成的，卻是另外一種歧視，也表示我們政府在這方面實施過程的細膩度不足。

不同文化與語言在溝通上的角色：
1. 文化運載著歷史、信仰與作事方式。
2. 不同民族對創傷、尊敬或羞愧等經驗的解釋，可於語言中的使用與辭彙裡，看出是否有被鼓勵或排斥。
3. 不同語言所產生的文化，對提倡與消弱的觀念各有所不同。
4. 文化解釋了人性與人們於團體中的長期合作關係，在這樣的情形下，文化變成了對各種意義詮釋中最有力的參考因子。

生命文化內涵

中文對原住民的名稱一直在演變，以前就稱為「番」、「蠻」，到現在變成「原住民」族，在國外有時候投稿期刊，對方都還會寄回來要求要

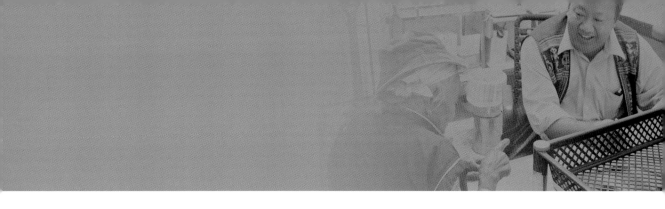

把名稱改成"aborigines"，西方對於原住民的歧視是無所不在的。

臺灣原住民名稱之演變：

南蠻（北番、東夷）→生番（熟番）→蕃（蕃人）→山胞（平地山胞、山地山胞）→原住民→原住民族→Aborigines→Indigenous peoples

所以我們一定要知道，原來原住民有不一樣的生命概念，他對大自然的信任與大自然共生，如果各位有機會放逐一下自己，到山上、到海邊，用露營的方式或不拘形式，去體驗那種與自然共生、對其完全信任的感覺。

尤其原住民對溼度、溫度的變化是非常敏銳的，所以我們原住民很多的小baby為什麼會那麼小？這是有原因的，因為人類的體表面積是為了要排汗。我在蘭嶼服務了兩年，那邊每個老人家都要吃檳榔，我們卻去那邊叫他們不要吃，最後才知道，在那樣高溼度跟高氣溫的環境下，他們只能吃檳榔排汗後才有辦法進食，不然他們會覺得非常不舒服，類似這種例子在臺灣更是不勝枚舉。

原住民部落在心理層面非常注重集體意識、啟發性的對話引導方式、多元循環的非線性推理，所以你與原住民對話、作問卷調查，常會覺得聽不太懂，或是感覺拐彎抹角的，例如：

「我幫你介紹一個男朋友，就是我外甥的舅舅。（其實就是他自己）因為在我身邊的男孩子，我覺得都沒有比我好，所以每個認識的女孩子，都想要介紹給我自己啊。」

這種對話的方式相當不一樣，比如說你想要讚美他們其中的某人，你說他很帥，這時周圍其他的人就會很生氣：「為什麼只有他一個人帥」，所以你要講說：「喔，你帥的跟你爸爸一樣」，因為爸爸已經不在了，大家就會接納。這種拐彎抹角的方式，我們在醫院碰到很多，像一名要割盲腸的阿美族人，醫生說要開刀了，但他說不行，要等家裡的人來，坐火車

要八個小時，到了以後，可以決定要開刀了嗎？不行，他們還要去吃麵，因為他們很緊張，一緊張就口乾舌燥，所以要去吃麵配辣椒，然後再回來開會決定要不要開刀！結果他們決定怎麼樣呢？最後他們開會之後的決定，就是叫他自己和醫生作決定。這樣拐彎抹角的目的，就是讓家族的人參與這一次的事件。

原住民對健康的觀念就是有能力歡笑、跟家裡的人生活在一起，所以他們到都會區生活是非常痛苦的，都得拼命工作，難怪意外死亡的例子特別多，還有定時參加儀式、可以關心別人或讓別人關心自己，這都是互助、互動的。更重要的要遵守性的禁忌、食物不私藏及使用母語。

原住民是很樂觀的、活在當下，只想要活到現在最快樂的年齡，對原住民來說，一旦介入了原住民，就是無限介入，你也會變成這個族群的一分子，我有一個朋友跟一個泰雅族的女性結婚，他說「高醫師我快受不了了，我只是跟部落的一個女孩子結婚，結果怎麼部落的大大小小的什麼車禍啦、貸款、健保卡、到醫院轉介、找病床通通要找我」，因為他變成是唯一可以信任的窗口。原住民對於改變的「態度」是，接受改變，但要控制改變，接受介入的目的是希望能夠有更多資源，讓原住民能自然的運用、解決生活的問題，介入只是一種幫忙、陪伴而已。

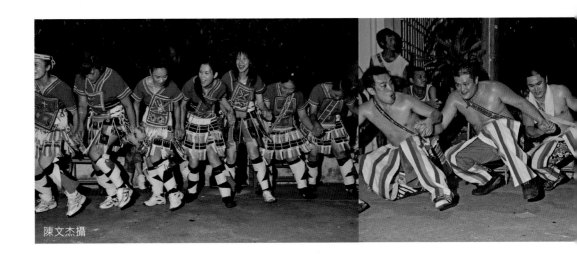

陳文杰攝

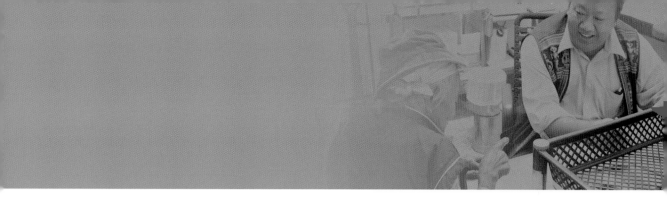

與原住民相關的各種概念

●禁忌

1.避免直接説他有病：原住民最重要的禁忌是不能直接説他有病，因為對原住民來説，如果你説他有「病」，實際上他就不能再參加很多部落的活動，所以你只能講説：「你哪裡不舒服？」或是「你現在怎麼樣？」。

2.避免訓誡及教育：原住民非常注重面子，要像前面那種轉彎的方式來保有他的面子；另外，更不要去教育他，現在有太多環保團體喜歡去教育原住民怎麼保育動物、怎麼打獵，這些都是浪漫而不實際的。

3.避免污辱族群及家族名譽。

4.需符合母語的語意結構。

5.需用簡單、易懂、舒適的語言。

6.不同語言所產生的文化，對想要提倡與削弱某些觀念各有所不同。

7.不同民族對創傷、尊敬或羞愧等經驗的解釋，可於語言中的使用與辭彙裡看出是否有被鼓勵或排斥。

8.如果一人有暴力行為需被挑戰時，要小心處理，不要讓整個家族蒙羞。

9.治療中常會需要用到隱喻技巧與意義詮釋。

●巫術

　　東部排灣族群巫醫巫術的研究，疾病的診斷包括：1.問病人。2.問神。3.求夢。4.占卜等。以下僅列舉前2項之細節。

　　1.問病人：

　　(1)你近日作過什麼惡夢沒有？

　　(2)你上山在走出村前的叉路口，聽到或看到惡鳥沒有？

　　(3)你出村時聽到打噴嚏的聲音沒有？

　　(4)你在山上是否遇見土撥鼠（臺灣鼴鼠）？

　　(5)你到別村共飲食並曾吃了別人的檳榔沒有？

2.問神：

(1)是否這人跟人吵架，受別人咒而生病 "makuyats"（被咒罵）？

(2)是否他的祖先曾和誰有糾紛而犯了 "mavaveneresuk"（互拔佩刀的暴力衝突）？

(3)是否他上山時聽見噴嚏聲，看到惡鳥兆或在山上看到土撥鼠而 "kinipaadiyan"（勉強冒進）了？

(4)是否被人作了邪術 "pinupalisiyanan"（黑巫術）害了？

(5)是否他的旱田旁邊有禁忌地方，而他無意間侵犯了鬼神 "pinazulunan"（侵犯靈界聖地）了？

(6)是否他的旱田旁邊靠近神居地，工作時曾歡笑唱歌而引鬼神喜愛？還是誤跟鬼神招呼而被 "makatenelai"（被鬼神愛上）？

(7)是否他死去的家人來附身 "mapudaisanas"（死靈附身），或者是來探望他了？

巫術的功能實際上是用信賴壓制懷疑，以穩定克服猶豫，用樂觀取代悲觀，在危難之時當作平渡波瀾的橋樑，並在憤怒、巨恨、狂愛、絕望之時，保持生理的平衡及心理的完整。巫術為人帶來完成重大勞苦任務的信心。

●災難

原住民的災難是：

1.被迫離開傳統棲息地。

2.傳統信仰被禁止。

3.失去與土地、祖先的連結。

4.青少年被帶離部落、接受外人的教育。

5.老人不被尊重、被貶抑。

6.男人失去獵場、失去食物提供者的男人性徵。

7.失去保護部落的神聖角色。

8.殖民暴力式的灌酒及乾杯造成飲酒行為歪曲。

9.酒精飲料專賣式的輸入部落，造成原住民在生活壓力下產生酒癮者，依賴及濫用酒精。

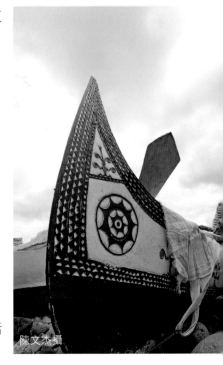
陳文杰攝

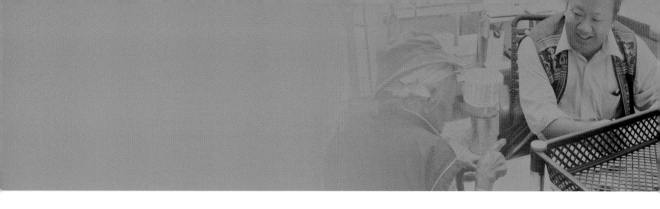

●原住民的生命概念

1. 原住民對自然的信任。

2. 原住民與大自然共生。

3. 原住民高度的集體意識。

4. 啟發的對話引導方式。

5. 多元循環的非線性推理模式。

6. 人存在世界上唯有尋找平衡，而非控制世界。

7. 人與人是獨立的個體，人際間的互助是從旁協助而不是干涉他人生命。

8. 協助他人最好的方式不是給答案而是分享經驗。

9. 協助對方尋找自己的答案。

10. 向部落長老請益，不是得到答案，而是得到面對生命困境的人生智慧與勇氣。

11. 在原住民的世界觀裡，萬物是息息相關、相互影響的，沒有人是獨立生存的。

12. 「助人」是部落生活的常態，並不屬於特定人群。

●原住民的健康概念

1. 在名譽受到完全尊重下有能力歡笑。

2. 與家人及族人生活在一起。

3. 定期參加部落的集會及儀式。

4. 有人可以關心，也有人關心自己。

5. 有能力舉辦生命禮儀，分享食物給族親。

6. 遵守性禁忌。

7. 食物不私藏。

8. 使用母語溝通。

●專業者普遍缺乏部落民族最珍惜的特質

1. 體會的敏捷：靈敏的體會自身及他人的感受。

2. 行動的得體：能體會自身的情愫，便容易自制而作出得體、合理的反應。

3. 動機的培養：有助於自主自決，產生對團體的效忠動力，因而發展到自我理想的實現。

4. 態度的轉變：產生對自我的器重，協調實在的我與理想的我之差距。對他人則產生容忍與接納、減少硬性控制，放棄職務上的權威，強調共策共力的方針。

5. 建交能力的發展：個人能夠聽取人們的意見，溝通彼此的思想，能與團隊磋商，解決共同的問題，在團體中成為有所貢獻的一分子。

●原住民部落生活的衝擊

掠奪式文明亟待超越，如：

1. 我們所在的地球上。

2. 人類曾有許多不同的生活方式。

3. 一萬年前出現了一群人。

4. 這群人征服了地球上的每一個大洲。

5. 統治全世界，掠取、霸佔、取代、消滅擋路的其他文化。

6. 美國等同於極端富裕的代表。

7. 地球上沒有任何地方物品的使用、消耗、浪費比美國更多。

8. 讓世界上每個人渴望美國人的生活方式，並視為唯一的生活方式。

9. 每個人應該要有一間房子、一輛汽車、一部電腦、一臺電視、一具電話……。

10. 至少要有一樣，都有最好。

●四個影響罹病率及死亡率的因素

1. 貧窮（Poverty）。

2. 無力感（Powerlessness）。

3. 缺乏教育（Lack of Education）。

4. 缺乏資源（Lack of Acess）。

●原住民健康指數惡化的原因

1. 原住民健康問題的根源，事實上是起於貧窮。

2. 貧窮起於不公平的國家經濟發展計畫及資源分配。

3. 無所不在的種族歧視。

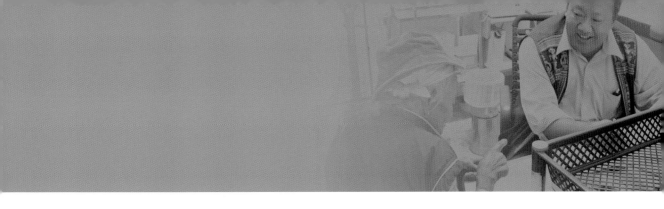

4.來自父權社會的性別與性歧視。

5.君權國家的異性戀中心主義。

6.這些極度壓抑的經驗,足以將家長與小孩推至各類精神疾病邊緣。

7.使家庭飽受不同層次的精神問題干擾。

8.平均壽命與資源被剝奪或不足有關。

●原住民與非原住民社會工作者介入態度之比較(修改自王增勇2001)

	原住民	非原住民
1.介入者的立場	主觀	客觀
2.人的主體	存有(活在當下)	變成(追求更好的未來)
3.助人取向	以人為中心	問題及任務取向
4.介入期程	無限的介入	短期介入
5.對改變的態度	接受改變	控制改變
6.介入目的	目的:接近需要的資源	目的:解決問題
7.自我定位	催化劑(運用自我)	連結者(運用環境)
8.對案主問題的態度	對案主問題的解決不負責任但有感情及使命感	對案主的成敗有責任但卻冷漠
9.評估者	案主自我負責評估	介入者負責評估
10.對依賴的態度	允許依賴,主要來源是介入者	不鼓勵依賴,提供其他來源
11.對成熟人的定義	成熟:依賴與獨立	成熟:獨立
12.對改變人的態度	不能改變人	人可被改變
13.過程中的引導價值	尊重	專業

●缺乏文化敏感度的社會工作者

1.原住民的世界觀是強調整體性,任何一部分的變化都將影響整體。

2.缺乏文化敏感度者在接觸原住民時,常對原住民的靈性意識貼上「迷信」的標籤而加以排斥。

3.靈性意識是原住民在創傷後重要的復原力量。

4.加拿大原住民社工員正開始學習將原住民傳統儀式與場所復原，例如淨化靈魂菸草儀式與與神和好的治癒所（healing house），加以運用在社工處遇上，獲得良好成效，成為原住民社會工作的普遍模式。

●紐西蘭健康政策

1.一個所有紐西蘭人皆會信任的健康系統。

2.一個當國民需要時，不需考慮是否有能力支付費用的健康系統。

3.一個真正能促使毛利人、太平洋島民及其他紐西蘭人，減少彼此的健康不平等的健康政策。

●原住民健康部落重建的原則

1.重建人與人、人與環境的自然關係。

2.激起文化情感與共同體價值超越功利主義。

3.建構邁向部落自治的去殖民思維。

4.正義治療（just therapy）概念的引進。

5.打破不平等的醫病關係。

6.重視原住民的群體靈性意識（spiritual consciousness）。

7.建構超越現代文明（beyond civilization）的新部落主義生活。

8.找回部落文化的跳躍基因。

9.建構新時代新部落的健康信念。

10.爭取國家政策的支持環境。

●讓部落與族人拾回健康歡笑

1.要有能力自然歡笑。

2.與家人及族人生活在一起。

3.要能定期參加部落儀式。

4.經常性花費很低。

5.很少有興趣從事物質累積與錢財投資。

6.他們願意開發最低限度的機會。

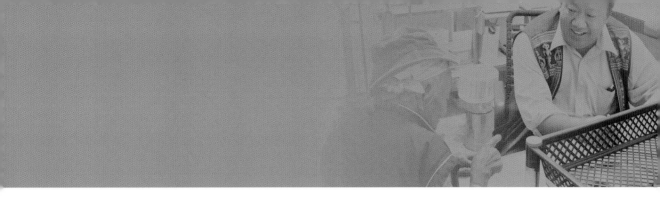

7.去填補經濟缺口。

8.在許多不同的管道中取得微薄利益。

9.簡單的說，他們是滿足的。

10.他們希望聯合彼此。

11.工作在一起，也可不在一起。

12.可能、也不可能住在一起。

由於一般漢民族語言與膚色上幾近沒有分別與障礙，所以在醫病溝通上，與原住民之間的跨文化溝通很容易成為被忽略的一環。但其實原住民在文化、生活習慣、環境以及生命態度上，與漢民族是相當不同且需要被尊重與重視的，在了解原住民的背景、溝通模式、生命態度與禁忌之後，期望醫師們能與原住民族朋友有更好的醫病溝通與關係！

參考書目

1. 王增勇（2001）。《我國原住民社會工作初探》。國立陽明大學衛生福利研究所。

2. 吳燕和（1993）。《台東太麻里溪流域的東排灣人》。中央研究院民族學研究所集刊。

3. 莊佩芬（2006）*Just Therapy: A working model for aborigines in New Zealand* 《正義治療：一個與紐西蘭原住民有效工作的心理治療典範》。國立台東大學初等教育學系。

4. 丹尼爾‧昆恩著、黃漢耀譯（2003）。《探索文明的出路》。新自然主義出版社。

跨文化醫病溝通
Cross-cultural Issues in Medical Communication

林秀娟

本文作者林秀娟教授，現任成功大學醫學院醫學系小兒科教授暨附設醫院副院長、醫學院教務分處主任。曾任行政院衛生署國民健康局局長及副局長、成功大學醫學院醫學系小兒科主任暨附設醫院小兒部主任等職，擅長於小兒科學內分泌新陳代謝、醫學遺傳學、醫學倫理學等領域。

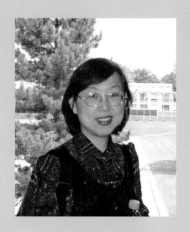

臺灣本島內除了閩、客、外省、原住民四個族群以外，臺灣也是世界村一員，我們面對的除了國內自己的族群之外，還有很多國外族群，這些不同文化之互動會產生許多影響。目前「臺灣新移民」是值得重視的議題，在九十九年至三月的統計上，臺灣目前新移民的總人數為43萬，相當於整個花蓮縣的人口數，在這些以婚姻移民為主之族群裡面，大陸港澳地區佔了63%，其他是其他國家的婚姻移民；而在這些非中國籍的婚姻移民裡面，越南籍的佔半數，其餘則分布在印尼、泰國、菲律賓跟柬埔寨等地。

文化與信念對健康行為的影響

現在臺灣的新生兒中，很多小孩的母親都不是本國籍，目前的統計大概每八個新生兒裡面，就有一個小孩的母親其原生地不是臺灣，我自己是小兒科醫師，由這些新臺灣之子，可以預見未來臺灣的新面貌。因此，我經常提醒醫學界一個問題，現在的臺灣已經是多元文化的社會，我們醫療人員都需要去考慮一件事情，就是醫療的文化特性，事實上

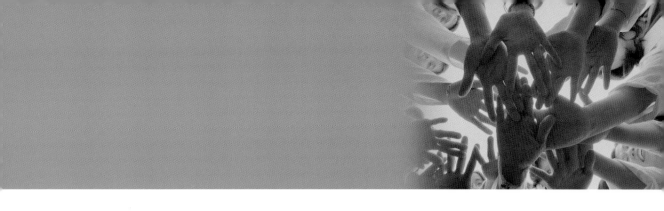

我們都知道，文化與信念深深影響著病人的健康與行為，同時在不同的族群中，疾病的預防、發生率以及治療結果也會不一樣。

所以我要談到的主題就是強調在「健康照護」（health care）裡面，什麼叫做「文化適切性」（cultural competence），廣義來說，每一個臨床的接觸都是「跨文化」（cross-culture），也許你所接觸的病人沒有語言上的障礙，都是黃皮膚、都是華人，但是基本上我們所服務的對象，他們家庭成長的背景、醫學的知識、生活經驗和我們是不會一樣的，尤其是異國婚姻最難的就是「溝通」（communication），但是我們都知道愛情是可以克服這樣的障礙，我也相信很多「醫療服務提供者」（health care provider）本著服務的熱忱和愛心，可以克服障礙。但是克服障礙除了心智外，還需要透過支持體系及訓練來達成。什麼叫做"Cultural competence"，根據美國哈佛大學Betacourt教授的定義是説 "the ability of individuals to establish effective interpersonal and working relationships that supersede cultural differences"，這個醫病關係可以超越文化上的障礙，所以這整個「文化適切性」在講的，就是「我們要怎樣在醫療工作上建立具有文化敏感度的人際關係」。

文化適切性的健康照護

美國華盛頓大學Chrisman教授認為具有「文化敏感度的照護」（culture-sensitive care）有三個要素：

第一，就是「知識」（knowledge）：我們需要了解這個文化，並需要練習（practice）去了解這個文化，同時對於自己還有反思的能力。

第二，是「彼此尊重」（mutual respect）：我們都教導醫療人員要以病人為中心，尊重對方，但是常常沒有想到真正的挑戰，是如何讓病人信任並尊重醫療人員，尤其在現今醫療環境不好的狀況下，怎麼樣讓病人感受到醫療人員對他們的重視，並尊重醫療人員，這是我們需要學習的。

第三，是「協商」（negotiation）：怎樣利用我們的知識以及我們基本的尊重態度，去作協商，互讓一步達成共識，這是人際的溝通與協調。

從以上這些可以看到兩位教授對於「文化適切性健康照護」（cultural competence care）的想法是「以病人為中心」（patient-center），這裡特別要觀察的是，文化所扮演的角色是什麼，而我們是否能提供這樣的能力進行健康照護？所以對於文化適切性健康照護的定義，其實就是包括兩個要件，所有的醫療照護必須是適切地醫療（medically competent），這是無庸置疑的；但在特定的文化場域裡面，我們要考慮到有沒有「文化上的特別需求」（culturally specific need）。

我們必須要思考，怎樣讓服務改善，能夠做到真正是以客戶（client）為中心，大家都需要學習一些技巧（skill），一開始我們需要有文化的敏感度（sensitivity），跟「意識」（awareness）。這些是可以教、可以學的，的確也有些技巧，要從事跨文化的衛生教育或是諮詢，第一個基礎就是要建立互信，之後我們需要去了解對方的家族、家族成員、背景跟互動，這裡有個很重要的關鍵點，就是我們必須要去了解，是他們在決定自己的醫療狀況，或是他希望可以得到什麼樣的服務，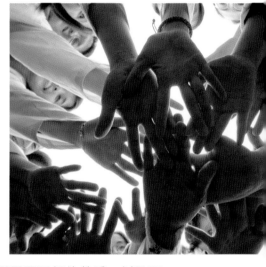
這是他的自主決定權，在這個決定過程中，我們需要互相的尊重，以及互相的協商，所以我們所給予的服務裡面，必須是一個「非指導的」（non-directiveness），就是避免用自己的主觀、成見，以指導性的方式強予對方，在這當中，我們必須要去發掘，有無社會文化的特殊性所影響的健康信念跟健康的行為，當然我們也需要一些輔助的工具或人力，我們需要去了解有哪些資源，及什麼時候必需要借重通譯員來協助我們作語言上的溝通。

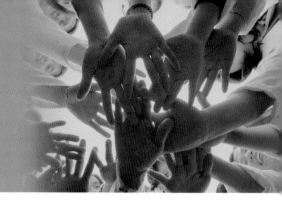

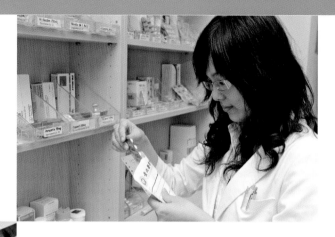

健康人權與新移民的健康照護

其實在文化適切性健康照護背後最基本的觀念就是「健康人權」，這種健康人權不應該因為種族、文化或是社經地位等因素，讓人得到不平等的待遇，而造成健康的不平等，這背後的觀念，其實就是我們生命倫理學基本的觀念，即「公平」（justice）。

Noel Christman教授還提到一個架構，他認為在文化適切性健康照護裡面，學術界（academia）跟社會（community）應該整合，我們不應該只停留在學術性研究上，而應該走出去跟社區做連結，所以在提到文化適切性健康照護的時候，我們應該考慮到的是更多方、多元的連結。

如果我們回到考慮對於新移民的健康照護上，那麼應該怎麼做整合呢？我們需要政府跟民間的支援，政府就包括移民署、社會福利跟衛生單位，民間包括學校體系、健康照護醫療體系以及社會公益團體。學校體系的角色著重在人員教育訓練與研究，健康照護醫療體系則是直接提供服務，大家如何就這些方面一起合作，使我們提供的照護更完整且更多元。

先從政府來說，民國九十二年內政部公布外籍配偶照顧輔導措施，提到了八個重要的工作重點：1.生活適應輔導。2.醫療優生保健。3.保障就業權益。4.提昇教育文化。5.協助子女教養。6.人身安全保護。7.健全法令制度。8.落實觀念宣導。跟醫療體系相關的是醫療優生保健、協助子女教養與人身安全保護（也就是家暴、性侵害等）；在衛生署國民健康局對外籍配偶生育健康照護措施，對新移民以及新移民的子女在社區中有特殊個案的社區照護，提供孕、產婦或是嬰幼兒健康照護。

醫療通譯員與醫病關係

　　那從學校醫療體系要怎麼著手呢？在此提供幾個初步經驗，以成大醫院的經驗而言，首先要建立醫護人員之「文化適切性健康照護」的教育訓練模式，再提供新移民健康照護的支持系統及整合資源應用，並提昇醫療人員對跨文化家庭健康需求與社會議題的了解，以及增加跨文化健康照護工作策略與實務經驗之交流與累積，我們藉由相關議題的工作坊或是醫療的經驗分享來增進能力；另外，成大已於醫學院及全校性的通識教育開設了三年文化適切性的課程，此外還跟內政部合作開設「外籍配偶自我與家庭健康照護成長營」，這個成長營除進行有關健康照護的活動外，並結合學校的教學活動，讓學生有參與社區服務的經驗；我們同時也培訓醫療通譯員，最早是由國民健康局以及縣市衛生局發展通譯員志工訓練，在臺北市以及其他縣市部分醫院都有通譯員，但臨床實境上通譯員要扮演什麼樣的角色？跟醫療人員要如何互動？這都是我們希望能更深入探討的。所以也邀請國外專家前來指導，如邀請Noel Chrisman來作客座教授，並舉辦國際研討會與工作坊。

　　以成大醫院健康諮詢中心為例，通譯員是位越南籍的女士，有大學的教育程度，她在臺灣已待了十年，她在院內協助越南籍的病患，並作電話追蹤及病房訪視的工作。在這項通譯員服務試辦計畫中，我們作了一些思考與討論，從中發現對醫學中心來說，外籍配偶的個案數比基層診所及社區醫（Community Hospital）來得少，所以相信通譯員在社區裡面的需求可能更高。通譯員除了與健康諮詢中心的護理師配合衛教以外，也會

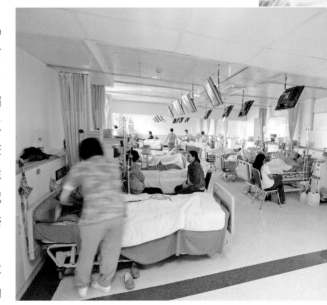

談醫病關係

54

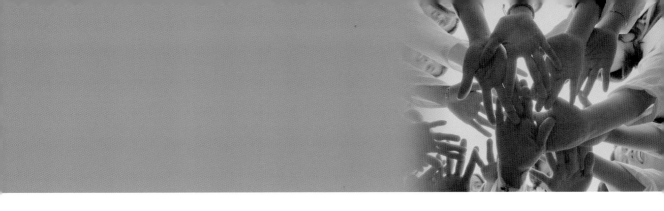

作一些特殊的家庭個案輔導，在此邊舉個比較困難的例子，我曾接觸過一個生下唐氏症小孩的家庭，外籍媽媽要融入臺灣社會跟家族本來就很不容易，還遇上孩子需特殊醫療照護的狀況，這時更需要外籍愛心姊妹提供的支持；此外，我們也利用各種機會來進行衛教活動，例如中秋節時請義工與外籍配偶一起做月餅，藉由做月餅來教導健康飲食的概念，同時也會配合教學，讓學生來作衛教及志工。

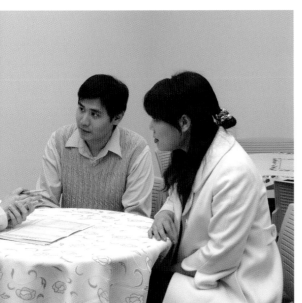

再談教育訓練這部分，我們從九十五年就開設文化適切性健康照護課程，一開始是以網路進行遠距教學，因為課程較專業，主要是針對醫療人員，所以開設在健康照護研究所跟護理研究所，課程內容有一半以上希望讓學生獲得實務經驗，所以在這些課程也好，醫院的衛教活動也好，都跟在地的團體有所接觸，如國小識字班，或是跟新移民服務有關的社會公益團體，他們對於新移民都投入相當多的關心，像是臺南縣疼厝邊關懷協會、伊甸基金會，臺南基督教青年會等等，另外就是衛生局。我們就讓學生跟衛生局以及在地的團體一起參與。在課程裡同時也設計了「核心能力查核表」（core competence checklist），讓學生在學習這些文化適切性健康照護的時候，發現自己需要發展哪一些核心能力，而這些核心能力都是跨文化溝通的基本技巧。

如上所述，我們可以透過多元方式去增進醫病溝通的技巧，也可以用更多體驗方式讓學生去學習與病人溝通、發展同理心等能力，進而達到文化適切性健康照護的核心能力。

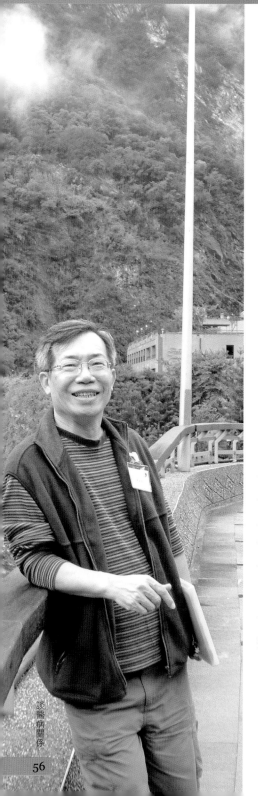

醫學臺語文教育的重要性及學習要領

Importance of Medical Taiwanese Education and Essentials for Learning

陳金泉

本文作者陳金泉,曾任臺灣母語教師協會理事長、教育部國民中小學九年一貫課程綱領語文學習領域(閩南語)研修小組委員。現任外籍配偶生活成長班臺語教師、外商公司駐臺人員臺語教師、雙連教會成人主日學羅馬字班講師、臺北市龍安／興華／興隆／吉林／成德國小、景興國中臺語教師、松年大學公館分校臺語文講師。國立臺灣師範大學臺灣文化及語言文學研究所(母語師資組)碩士班。

醫學科技日益進步,今日臺灣的醫療技術已享譽全球。雖然技術層面是一日千里,但在醫病溝通方面,卻是不進反退。自西醫技術的傳入,傳教士(醫師)利用白話字來作為醫病溝通的管道,到現在年輕一輩的醫師,幾乎不能完整使用本土的語言,致使醫病溝通大受阻礙,衍生許多的醫療糾紛,歸咎問題的所在就是醫事人員缺乏本土語言的使用能力,對語言文化了解的不足,致造成醫病之間溝通不良。因此藉由增加本土語言的學習管道,並提高醫事人員的人文素養來提昇醫病關係,提供更人性化的醫療品質,則是當前刻不容緩的議題。

語言在醫療上的重要性

摩爾醫師(Dr. Francis Moore)的名言:「醫生可以

用三種方式來幫忙苦難的人：話語、藥與雙手」（There are three ways by which one person, the physicians, can help another person in distress: words, drugs, and hands.）[1]，一位稱職的醫師，在開藥方、動手術之前，都必須以溝通（即語言）來作為執行醫療行為的基礎。醫師在進行「問診」時，使用適當的語言來與病人溝通，才能適時掌握病情，提供適當的醫療行為；使用不適切的語言來與患者溝通，往往將造成病患的困惑與緊張，無法正確的回應醫師的詢問；醫師在無法確切掌握病患的狀況下，將可能作出病況誤判，僅能憑藉主觀經驗來執行醫療行為，除了增加了病患無謂的壓力與負擔外，也將造成醫療資源的浪費，更甚者將導致醫療糾紛的衍生。在這事事要求平權的時代，患者對自身病況的了解以及醫師對醫療執行的說明，有要求被告知的權利，因此語言的精通及使用，實在是一個專業醫師所必須具備的能力，無法使用適當語言提供專業的服務，往往會被視為藐視人權的行為。

最好的醫療用語即患者所使用的語言

臺灣現代化的醫療，應該是由長老教會宣教醫師馬雅各（Dr. James Laidlaw Maxwell MD，西元1836年～1921年，蘇格蘭人）於1865年受派至臺灣臺南宣教與治病開始算起，到日治時代前（1895～）的三十年間，前後共有八位醫療傳教士，其中馬雅各、馬偕、蘭大衛三位醫師則各自在臺灣南、北、中設立臺南基督教長老教會醫院、臺北馬偕醫院以及彰化基督教醫院[2]，是開啟醫學教育現代化的先鋒；最令人感動的是，三位醫師均認真學習臺語，以流利的臺語與在地的患者溝通、教育醫護人員，宣教醫師許許多多捨己為人服務的精神與事蹟，贏得了患者的信賴，良好的醫病互動關係一時成為美談。

更值得一提的是，戴仁壽醫師（G.Gushue -Taylor）於1917年以流利

1 拮選自《話語、雙手與藥》P.26，賴其萬，張老師文化。
2 鄭師宗、柯巧俐（2007）。《語言政策的多元文化思考——現代化醫學語言的臺語化》。中央研究院語言學研究所出版，P.343-355。

通俗的臺語，參照英日華醫學教科書，編寫《內外科看護學》[3]，在臺南基督教長老教會醫院（現臺南新樓醫院）出版，所提供的醫療知識與當時的世界水準同步，是當時教育大眾普及醫療知識最佳的範本；另外，更有《身體理的總論》[4]（1896）、《臺南彰化長老教醫館公用的藥方》[5]（1922），為臺灣醫療語言本地化建立相當深厚的基礎。唯臺灣歷經日治與國民黨的殖民統治，兩者均試圖利用推動單一語言政策，來達到統治的目的。

於日治時期雖有頒行國語政策，鼓勵民眾說日語，卻無硬性禁止母語的使用，因此，在大部分的時間裡，普羅大眾仍以母語交談，甚至規定日籍官方人員必須修習臺語，以方便與大眾溝通。相對的，國民黨政府卻採強硬的手段實施單一語言政策，訂定華語為官方語言，貶低本土母語為方言；並成立國語推行委員會，於教育體系中推動國語（華語），以華語為教學語言，嚴格禁止教師學生使用母語；沒收白話字聖經，控制臺語廣播節目的播出，在各方面大肆禁止母語的使用[6]，強灌「大中國思想」予臺灣人民，極盡醜化母語之能事，讓臺灣人失去語言的自信及意識，使臺灣的本土語言及文化無形中淪為次等地位。

宣教醫師在當時便了解以在地語言來從事醫療與宣教的重要性，因此努力學習當地母語來為病患提供最親切的醫療服務；反觀現今的醫療體

3 《內外科看護學》。可參考http：//lgkkhanhouhak.blogspot.com/
4 1896年在廈門鼓浪嶼聚經堂印刷，是臺灣醫療傳教士人手一本的重要著作。內容共101頁，分成14章，240題提問，均以臺語白話字寫作。內容對基礎的骨、肢、皮、毛、指甲、牙齒、氣管、肺、血、心、體溫、食物、消化、腦部等器官及功能，詳細解說並提供複習題庫。本書出版於日本統治臺灣之前，提供我們珍貴的清領臺灣時期的醫療用語。參照：http：//sintheli.blogspot.com/
5 1922年由馬雅各2世(James L. Maxwell)，蘭大弼（David Landsborough），and Percy Cheal 共同著作，分成6章，共39頁。內容有介紹如何配製藥品、製藥的方法、驗尿的方法、顯微鏡檢查的方法等等，可以說是臺灣本土的第一本藥典及檢驗手冊。參照：http：//kongiongiohhng.blogspot.com/
6 1955年限制教會使用臺語羅馬字，禁用臺語羅馬字傳教。
　1970年強迫《臺灣教會公報》全面改用中文。
　1973年沒收《閩南語辭典》(此辭典於香港出版，臺灣使用版)。
　1975年警備總部沒收臺語聖經(紅皮聖經)。
　1984年教育部函請內政部過止教會使用「方言」與羅馬拼音傳教。

系，雖然醫療技術日益進步，但隨著價值觀與道德觀的改變，許多的醫師只重視醫療的結果，雖然有高深的醫學知識與豐富的醫療經驗，可惜卻忽略了醫療過程中極為重要的醫病關係處理，很多醫護人員由於專業臺語能力不足，致使與病患或家屬溝通時無法提供最正確的病情敘述，及醫療行為的解說，無形中造成患者誤解，也讓家屬及病患對醫事人員產生緊張及不信任感，究其原因除了醫學教育普遍缺乏人文素養的培養、社會關懷、文化認知，以及醫病關係技巧的課程[7]，其中最重要且最基本的，就是要從醫學語言能力的培養開始，否則就會時常產生無謂的困擾；比方說：

1.有一位很有名的臺語教授到某醫院看病，醫生交代他要驗尿，當檢驗科的護士把紙杯交給他時，以臺語對他說：

「請留『中斷（華語）』的尿。（臺語）」

這位教授一時之間不知其意，不知如何處理之際，再次仔細的問她一次，才了解是要他去掉頭尾，留下中段（中間）的尿。

2.有一個親切的護士，向剛住進病房的老阿伯用臺語自我介紹：

「阿伯阿伯你好，我是『乎你死』的學生！阮遮是『死人病院』。」

阿伯聽見後嚇了一跳，臉色發青，經過解釋才知道護士要說的是，她是「護理系」的實習生，而這邊則是「私人醫院」。

3.有一個醫生，對一位門診的患者問說：

「歐吉桑，你叨位袂爽？」

---

7 陳永興（2002）。《醫學大學教育的反省與改革——從通識教育談起》。高雄
市臺灣新聞報第三版。

阿伯心想：這醫生講話怎這麼沒禮貌。檢查完又對老伯說：

「歐吉桑，你心肝無好啦！」

這時候阿伯幾近抓狂，後來才知道，醫生是在說他的心臟、肝臟都有些問題。

4.對一個帶著患有先天性遺傳疾病孩子來看診的家長說：

「這是你的種不好的關係啦！」

家長聽了氣呼呼的抗議醫生對他的侮辱，經說明後才了解醫師其實要表明的，是患者的基因有先天的不良。

從這些案例來看，可以發現醫療體系裡，年輕一輩的醫生對母語使用的能力嚴重不足，再加上醫療體系對患者語言權的忽略，不重視使用患者最熟悉的語言來問診，再加上醫護之間習慣以英語以及醫學術語來對談，患者對於他所面對的極不熟識的語言，怕被視為未受教育而受到次等的醫療照顧，因此不敢進一步發言詢問，更不敢表示自己了解的程度，僅以微笑點頭回應，造成醫病關係的緊張與不信任感，更甚者因誤診而導致醫療資源的浪費、引發醫療糾紛，時有所聞。根據衛生署委託中華民國神經學會的統計，在20%～30%的醫療糾紛案件中並非因患者受到任何傷害而引起[8]，極有可能均是醫師及患者之間因溝通不良所產生。

醫病溝通的改善

醫護人員與病患之間溝通的障礙，著實大部分是因語言教育的偏頗所致。現階段的醫學教育，除了專業的醫療術語大部分是以英文教授外，在授課、書寫、對談、考試等方面的訓練，均未顧及到佔有73.3%的臺語人口的需求來設計相關的訓練課程，再者客家族群、原住民族群，甚至是目

8 陳榮基（1993）。《臺灣醫療糾紛的現況與處理》。健康世界雜誌社初版。

前逐漸增多的外籍配偶，更是在醫病用語學界上，全然被忽略的一群人；無法針對各族群的需求進行相關研習與訓練，致醫療用語的發展無法跟得上醫學技術的腳步，本應伴隨著醫技進步而提高病患及家屬對醫療的滿意度，卻反而因醫療用語的能力不足而使醫病關係有逐漸滑落的傾向。

所幸九十一年起在本土意識抬頭及民眾由下而上的要求下，母語教學正式在教育體系的國小進行，近十年來雖然效果尚不能全然滿意，但學生對母語的認知及表達能力，已讓人感到有逐漸萌芽的喜悅。就醫學院校來說，醫學臺語相關課程首度在八十九學年度，於高雄醫學大學開設「臺語文入門選修」以及「醫學臺語文選」兩門課程，開啟醫學教育對醫病溝通重視的先例。陸續開辦醫學臺語相關課程的院校，有中山醫學大學、臺北醫學大學、慈濟醫學大學（九十六學年度開始）。因此就當前醫學語言領域裡，實在尚有極大的進步和推廣空間等待我們一起努力，期盼醫學教育體系一起來關注。

對於增進醫病溝通此一課題，建議醫學教育體系除了在人文素養的培育與對人性的關懷外，對於醫病溝通——包含標準化臺語醫學術語詞庫的建立，以及醫病間所使用的口語研究[9]，也應儘快著手進行。目前最重要也最緊迫的，便是醫學院所應廣設日常生活用語與醫學臺語相關課程，對於臺語課程的教學，筆者基於多年從事對國內、外學生的臺語教學經驗，在此提出一些方法與建議予各位參考。

白話字的認識與學習

百多年來白話字一直扮演著臺語文現代化發展的火車頭，雖然當初外籍宣教師為宣教及教育方便之故，將白話字傳進臺灣，但除了在宗教上的用途之外，亦提供西方知識的傳播，不僅僅是醫學——如當時醫學界的聖典《內外科看護學》、《身體理的總論》、《臺南彰化長老教醫館公用的藥方》，天文、地理，包羅萬象的西方新知，都藉助著白話字來傳遞給臺灣；臺灣的第一份本土報紙，《臺灣府城教會報》（1885年發刊）亦是

9 同附註2

由白話字編輯，內容包括X光的發明、地動、火災、第一次世界大戰的消息，更記錄了大戰詳細的起因、經過、影響、交戰各國的歷史、地理等消息（林信堅，1985），當時處於知識下層的盲胞以及婦女，也得以藉助白話字的學習來獲得知識，使當時臺灣人民的教育得以普遍提昇並與世界接軌；白話字能達到如此的作用，無非是它的口語化文體以及簡單易學性。

　　雖然拼音系統一度因為多種派別學者不同的意見始終無法統整，經過多年的討論，終於在現行的母語教育政策中通過以「臺灣羅馬拼音」（簡稱臺羅）作為拼音教學的標準系統（如教育部的《臺灣閩南語羅馬拼音方案使用手冊》），此系統是以教會白話字為主，並配合「國際音標」（IPA, International Phonetic Alphabet）及電腦操作方便稍事修改而成[10]，保有白話字簡單易學之特性。況教育部也因應普羅大眾長久使用漢字之習慣，也已公布臺灣閩南語推薦用字（第一批三百字的「臺灣閩南語推薦用字」），在百年前知識未開，教育尚未普及的普羅大眾便能輕易習得，更何況在這科技發達，知識高度發展的時代，更不應會有學習上的困難。筆者對外籍人士長年來的臺語教學，與近幾年的外籍配偶生活臺語教學，都是以白話字來進行，學習的效果非常顯著。

　　白話字的結構，簡單來說，是以聲母（或稱子音，共十七個[11]）與韻母（母音，共六個母音a、e、i、o、oo、u，三個鼻化韻母m、n、ng）組成，再加上聲調的變化，配合以生活化語言及臺灣文化的內涵的認識，諸如俗諺、歇後語的了解，只要掌握並熟練要訣，便能順暢流利的以臺語表達。

　　臺灣的醫學技術已達世界的水準，唯社會結構與價值觀的改變，現行的醫療制度使得不少醫師只重醫療結果而不重過程，特別是在企業化管理之下，只講求大量看診，並無兼顧對病患的關懷與鼓勵，使得醫病關係時

10　修改部分僅有：1. ch→ts。2. chh→tsh。3. oa/oe/om/ong/oan/oang→ua/ue/um/ung/uan/uang。4. eng→ing。5. o‧→oo。6. 表示鼻音的ⁿ則以nn表示，例如kim-choanⁿ(金泉)→kim-tsuann 等。

11　十七個聲母：p、ph、t、th、k、kh、ts、tsh、l、h、s、j、m、n、ng、b、g。

常出現緊張、不信任的現象，導致一再轉診，更造成醫療資源的浪費，與病患所承受的壓力及痛苦；歸咎原因乃出於醫師本土語言的能力不足，無法以病患最熟悉的語言與病患互動，當然也就無法提供適切優質的醫療服務。現階段應在醫療機構內提供醫護人員本土語言的訓練課程，來提高醫護人員的語言認知及使用能力，讓醫護人員能以病患感到最親切的語言來服務病患及家屬；另醫學院校亦應廣開生活臺語、醫學臺語文及人文相關課程[12]，讓新一代的醫師在透過語言的學習，以及人文素養與社會關懷的培養，能以適切的語言及態度來運用所習得的相關知識，建立良好的醫病關係。

參考書目

1.賴其萬《話語、雙手與藥》。張老師文化。

2.鄭師宗、柯巧俐（2007）。《語言政策的多元文化思考——現代化醫學語言的臺語化》。中央研究院語言學研究所出版，P.343-355。

3.陳永興（2002）。《醫學大學教育的反省與改革——從通識教育談起》，高雄市臺灣新聞報第三版。

4.陳榮基（1993）。《臺灣醫療糾紛的現況與處理》。健康世界雜誌社初版。

5.蔡美慧、盧豐華（2001）。〈適當的回應病人：從言談技巧改進醫病關係〉。《醫學教育》第五卷，第三期。

6.蔡美慧、曹逢甫、盧豐華（2004）。〈揭開病人面具——從傾聽病人開始〉。《醫學教育》第八卷，第三期。

7.馬偕醫護管理專科學校（2006.11.25）。《人文醫護教學研討會——醫護與臺灣語言文化的關涉》。

---

12 除之前列出的三本醫學聖典外，目前也出版了許多醫學臺語相關教材可供學習使用，如《醫學臺語文入門講義》張復聚著，《骨科臺語講義》周柏禧著，《婦科臺語》陳憲國著等。

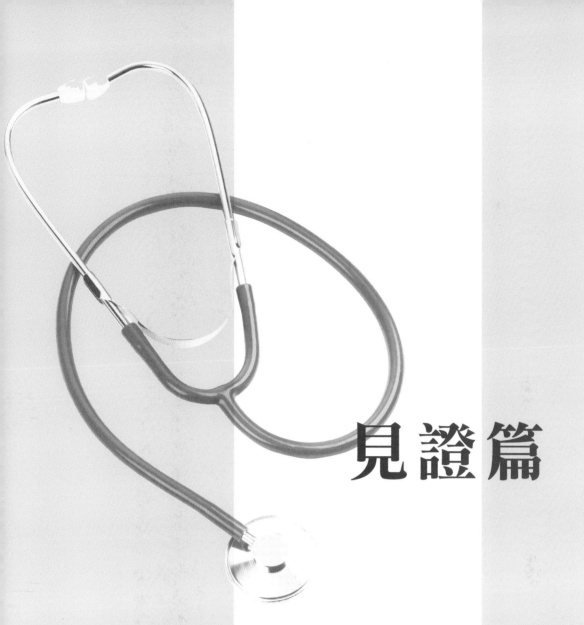

見證篇

獻身醫療終不悔

王光震

人生如水，
隨方就圓，
無處不自在。

我的人生哲學是：「人生如水，隨方就圓，無處不自在。」這也是我與患者及同事的相處之道。整形外科已成為醫界的重要學科，與數十年前已不可同日而語，但儘管環境變遷，我還是認真工作，凡事盡力而為。

醫師工作辛苦，但我樂此不疲。行醫 38年，已是資深醫生，仍維持早上五點半起床，晚上大約八點才下班的習慣，是個勞碌命。我覺得「生命是極脆弱的，如果能小心、認真，並保有悲天憫人的心，一定可以當個好醫師」。此外，想要當個「好醫師」，要有充沛的知識、好技術、專業素養、利他精神、做好人際關係及溝通技巧、學習團隊合作、努力學習且力求進步，才能維持一定的醫療水準為病人服務。

服務病人就像交朋友一樣，溝通時

要眼睛望著他(visual contact)、說話打動他(verbal contact)、情緒關心他(mood contact)、適當的碰觸去感動他(touch)。

我當整形外科醫生照顧很多病人傷口，儘可能每天親自幫病人的傷口換藥一次，邊換藥，邊討論傷口的改善情況，同時請病人配合加強飲食營養等之衛教工作，每每都能使病人感受到我們的專業、認真和對她的關切。

有一次，我們為一位中風及失智、失語已 10 年的 87 歲老太太的背、薦、臀及股部多處壓瘡的傷口換藥，平常我帶實習醫師及專科護理師工作小組一起處理傷口時，都會訓練大家邊做邊對病人說話：「對不起要拆紗布了⋯⋯，要洗傷口了，⋯⋯對不起很痛吧，請忍耐，一會兒就好了⋯⋯」一方面用語言刺激(verbal stimulation)她的聽覺，一方面尊重她生命

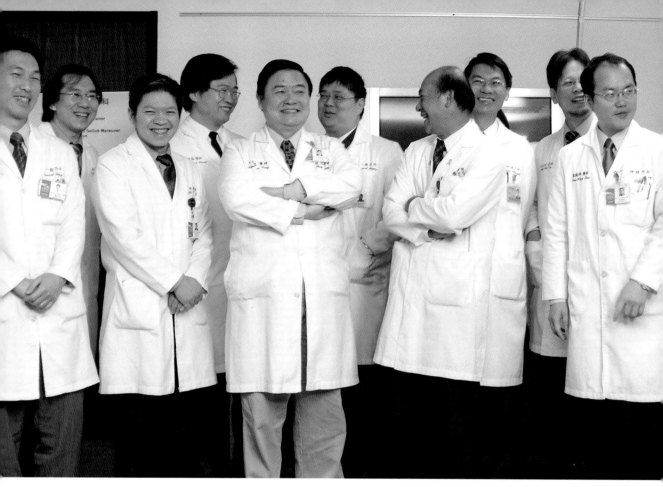

王先震醫師(前排中)與萬芳醫院醫師群合影

存在的價值(全人醫療教育的一部分)，傷口處裡乾淨後，離開病床前總會看著老太太問她「阿婆，甲飽沒?」，老太太沒任何反應，大家都認為沒關係，她已經失智失語多年了。

　　如此過了3個星期，像往常一樣，我又看著老太太問她「阿婆，甲飽沒?」她用了我行醫30多年所見到最最美麗的表情，用最清楚的口語，雖然聲音細微，但說道：「甲飽了……」，瞬間，工作小組成員之間情緒凝結，長久以來，每次一個多小時忍著清洗傷口難聞的分泌物、抬病人、翻身、包紮等的辛勞，化成了感動與欣慰，大家上了一堂珍貴的醫學倫理與醫病關係

的一課。

（本文作者王先震醫師，前任國防醫學院院長，現任雙和醫院及萬芳醫院整形美容外科主治醫師、臺北醫學大學外科學科教授、上海瑞東醫院院長。獲得97年全國醫療奉獻獎。）

治心治身，無藥而癒

石永貴

現代社會中，任何一個人都很難離開醫生與醫院。
人生的生、老、病、死的四個階段，都和醫生有關係。

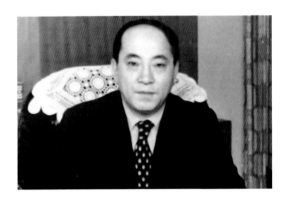

當代學術界奇人——吾師王雲五先生，一生創造了不少不可能的奇蹟。他以九十二高齡在臺北病逝，很遺憾地，他自己還是有一項紀錄未能「打破」。王先生視人生如壯遊，以牛馬駱駝精神，奮鬥不懈。

他以不知道什麼是生病自豪，並倡導自搖籃直接到墓地，但他還是經過榮總醫治程序，最後由醫生宣告生命結束。可見現代社會中，任何一個人都很難離開醫生與醫院。人生的生、老、病、死的四個階段，都和醫生有關係。人與醫生、醫院關係如此密切，但是醫生與病人關係知多少？病人如何自處，這可能是「人生學」必修之道。

我上醫病關係的第一堂課，是當年在美國明尼蘇達大學唸書的時候學到的。當時所學的是與美國人比賽「作文」，既要多、又要快、更要好，心理及精神的負擔真的很大，所以經常成為明大醫學院附設醫院的病號。當時並不知道明大醫學院名氣很大，連艾森豪總統心臟病都要指定明大醫生，但明大醫學院的「老醫生」確實令我一生難忘，甚至受用不盡。每當我到他的醫務室報到的時候，說了一個階段，他就像變戲法一樣，從桌子拿出一張木製牌子："take it easy"（放輕鬆點），這就是最好藥方。我在請求這位白髮蒼蒼的老醫生，開一些腸胃藥之類時，他就面帶微笑，指著木牌子搖頭說：「這就是萬靈丹。」後來我才知道，不少外國學生，都吃同一方子。

胃腸病，多由緊張所致，去掉緊張，就無病了，可謂無藥自癒。曾國藩就說：「治心以廣大二字為藥，治身以不藥兩字為藥。」

由於這一經驗，建立了小小的醫生與病人關係的良方：

「相信醫生，用以消除疑心的心理。藥少為好，用以消除貪心的心理。」

除非你自知比醫生高明，否則還是相信醫生。除非醫生認為你的確需要那樣多的藥，否則還是少吃為好。

國病很多，自公保以來，看病成群，拿藥成習，成為通病，也成為公保、健保的弊病。以往我們所熟知的若干三五老友，每週聚會所就在「公保」，看完病，大家比賽看誰的藥領的多，大包小包，提在手中，樂在心中；回家第一件事，就是分發「戰利品」，把藥物當維他命。

兩岸開放後，返鄉探親客，行李袋中充滿各式各樣的藥品，大陸鄉親視為珍品，不管什麼藥、不管什麼病，只要親朋好友就有分，只要臺灣帶來的藥就有效。這也是臺灣「奇蹟」。

我的醫病關係第三帖藥方：

「對自己有信心。」

現代社會，媒體氾濫，千奇百怪資訊，無奇不有，各種宣傳，又善於包裝。不知不覺，你也會陷於迷魂陣中。好像你也有那種病，好像你也要嘗試那種藥，才會成為「絕代美人」。媒體刊出種種資訊，可以參考，但不可以全信，更不可以迷信，要對自己有信心，真正有病，就要看醫生，不要延誤看病的「第一時間」。

我的醫病關係第四帖藥方：

「找對醫生，良醫勝於大牌或大醫院。」

我的醫病關係第五帖藥方：

「對醫生講話要誠實，更要抓住核心。」

要知道，你所面對的醫生，不是你的「御醫」，你所分配的時間有限，不能聽你喋喋不休，醫生不會聽你發牢騷，也沒有那樣多的時間，聽你把不相干的資訊拉進來。

我們的社會，有一種錯誤，認為醫生是最賺錢的行業，其實醫生是最辛苦的行業，往往一杯牛奶，幾片餅乾，就權充一頓飯；但是醫生也是人間最有價值的事業，因為沒有比救人更有價值的事了。

醫生也要珍惜自己的健康。過勞過累，都是健康殺手。如果可能，醫療環境許可，細心聆聽病人的聲音，才能對症下藥。

（本文作者石永貴為資深媒體人，曾任臺灣電視公司總經理等重要職務，一生致力國內傳播新聞界之自律發展，貢獻卓著。）

愛，是醫療品質的核心

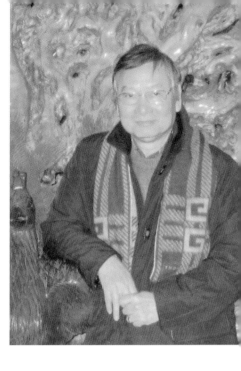

每一位醫生的身上
必先有足夠的關懷別人的細胞與習性，
將倫理思考內化為醫療行為的一部分，
為病人施予有效的、人性化的醫療照護。

醫病關係是醫院為產出「健康福祉」與病人的「互動過程」，醫院所有工作同仁，特別是醫師，如何將其專業能力、思維與決定注入這個過程，將是醫院創造價值的關鍵。醫療品質宗師Avedis Donabechain 説：

「到頭來，醫療品質的奧秘就是愛；如果你愛你的病人、你愛你的工作、你愛你的神，你就會自動自發的去評估，進而改善整個醫療的過程。」

每一位醫師的身上必先有足夠的關懷別人的細胞與習性，這種藏匿在心底與細胞質裡的關懷，要能在面對病人的病況時立刻反射性地浮現檯面，進而成為一種決斷（decision），並移為解救的行動。使倫理思考日常化及生活化，將倫理思考內化為醫療行為的一部分。

醫師必須將科技與倫理結合起來，建立新的價值觀，經由臨床醫學、社會科學、人文科學來檢視科學進步帶來的道德兩難抉擇，提昇整體性科學應用的能力，為病人施予有效的、人性化的醫療照護。

醫病關係是醫學倫理的中心，也可以説是醫學倫理的舞臺。絕佳的醫病關係決定醫院營運的成敗。醫院策略聯盟可能提供醫病關係管理解決方案，不僅讓醫院與病人間維持緊密連結，甚至病人在任何一次與醫院接觸中，都能取得一致的資訊與個人化服務；此外，它還能將醫院所有流程整合在一起，提供良好的醫病關係管理，即使是廣大的服務網絡，也能輕易地加以整合，有效增進病人的可近性、降低服務成本，創造更高的生產力與更多的價值。

（本文作者石曜堂，現任社團法人臺灣醫務管理學會理事長、臺北醫學大學講座教授、國家衛生研究院群體健康科學研究所兼任研究員，曾任國防醫學院公共衛生學系教授、主任、教育長，衛生署副署長、國家衛生研究院衛生政策研究發展中心主任、行政院衛生署全民健康保險監理委員會主任委員。）

相信醫生，互敬互重

吳阿明

要百分之百的信任醫生，並配合其醫療安排，
絕不可自作聰明，自以為是地暗自以民俗偏方
來干擾醫生的正統醫療，
以免因而發生意外，再來責怪醫生。

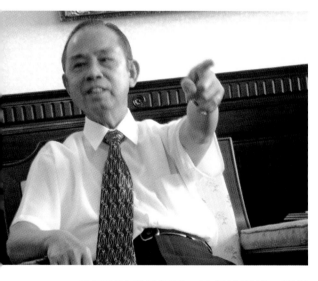

我因平時勤於運動，且個性開朗，所以
年歲雖已超過八十，但仍然自己開車上下
班，且十八洞高爾夫球能以兩小時左右的時
間打完，即使是不打球時，也會在家做筋骨
運動，平均每天約做六十下伏地挺身。

雖然如此關注於健康，但是病魔還是偶
爾會找麻煩。在八十多年的歲月中，曾罹患
十二指腸潰瘍、深頸部側咽膿瘍、膽結石流
入膽管，幾年前更在無意間發現扁桃腺癌。
因為這些疾病接受住院治療，也才深刻體會
到醫病關係的重要性。

不管您原來的身體有多強壯，或是智慧

高人一等、博學又多聞、交遊廣闊、位高又
權重，只要一有病痛，都一定要百分之百的
信任醫生，並配合其醫療安排，絕不可自作
聰明，自以為是地暗自以民俗偏方來干擾醫
生的正統醫療，以免因而發生意外，再來責
怪醫生。

這正是住院治療時，格外需要注意的醫
病溝通問題。至於門診，個人除了定期檢查
或體檢以外，很少有到醫院掛號門診的經
驗，但據一般社會大眾的反應，大多認為候
診的時間太久而不耐煩，等輪到看病時又嫌
醫生診察的時間太短，恐過於草率，這些都
是病人自私心態的反應。

建議最好能做到，病人進到診察室時，
醫護人員能說聲：「久候了」，看完診時能
說：「請保重」，而病人進診察室時也能跟
醫護人員說聲：「拜託了」或「麻煩您」，
看完病時也不忘說聲「謝謝」。若能如此，
醫病關係就可以更和諧融洽了。

（本文作者吳阿明，自詡為庄腳人，其先
祖從福建遷臺以來，250多年來皆世居內
湖交流道附近，作者為在臺第6代後人，
今已傳至11代，現為太祖太。）

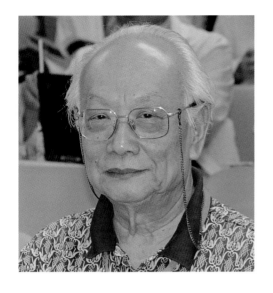

醫生、病人——
醫病關係五十年

吳昭新

醫病關係的問題源頭在社會的
價值觀和道德觀的改變，
政客的口沫每天繼續在媒體上亂飛，
芸芸大眾也習以為常……

將近五十年前，我剛當醫生的時候，醫生和病人是一個多麼美好、溫馨的情境。醫生滿懷慈悲心，沉浸在解除病苦的喜悅和成就感；病人由衷感激醫生的盡心治病，互相融合在互信互助的桃源鄉。

醫生盡其所知所能只想怎樣把病治好，當病人不幸過世時，雖然家屬仍然感激你所作的一切，醫生心中的難過和失落感卻久久不能忘卻。

還清楚記得，那時我還是住院醫師時，一位外國旅人因急症急救無效而去世，幾天後旅人的妻子親自從國外來處理後事時，特意持禮物來致謝，禮輕意重，我感懷的是誠意和感謝之心。

醫生是多麼高潔的工作，是天使，因此醫生當然會不眠不休，耗盡自己的體力、生命，也要拯救解除病人的痛苦。曾幾何時，不知不覺中社會悄悄地在轉變，從夜不閉戶到左右鄰舍不相聞問，醫生變成賺錢的工具，紅包文化也摸進了醫界。

沒有紅包，看病馬虎、找不到病床、拖延開刀、無好臉色，另一方面抬棺文化變成慣例，有醫生就沒有死、看病不能死

人、死人要錢、動輒耍流氓、官人民代濫權、官大學問大，雙方什麼猴戲都有，只看你怎樣玩法。

醫生是賺錢工具，而病人死亡也是賺錢的機會，社會的道德、價值觀在漫長的時間裡，慢慢地改變了。

醫生救病人是醫德，死人賠錢是應該，法律認為醫療是契約行為，醫生犧牲自身的人性化醫療是落伍的觀念，醫德和契約行為相互矛盾，商人賺錢理所當然，醫生憑自己的能力、勞力賺錢有何不可？無人敢說不愛故鄉，卻有人敢大言不慚地說商人無祖國。誤診要賠錢坐牢，藉以謀生的技能權利被剝奪。

第二、三審法官推翻了第一審法官的判決是理所當然，法官可以誤判，醫生不能誤診；商人賺錢是當然能幹，醫生以自己的壽命換來財富就無醫德，這是什麼邏輯？

只是法律觀點在進步、現代化。天使為自衛只能變成冷漠無情的執行者，依據法律責任診療，不能動情感。是法治嘛，一切依法行事，動真情捨命救人，換來的

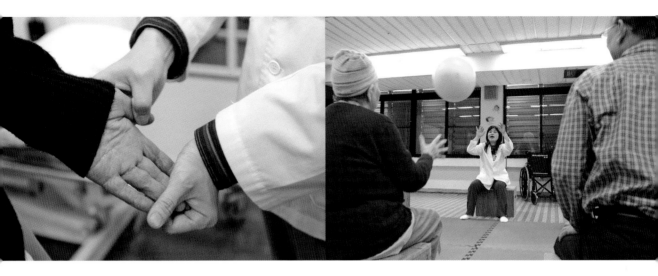

可能是法律的制裁，被剝奪生活的依靠，只好自己終結自己的生命，救人千萬，救不了自己。

看病救人，先想會不會官司纏身，看病求診，病治不好，不是悲傷，而是算計能換到多少錢財。迷失在紙醉金迷的現實叢林裡，賺錢是醫生的終極目標，斂財也是官人的當然，沒有錢賺，別人白眼看你，親人也瞧不起你、污衊你，正義、公平、是非，輪不到你享有。

醫生已不是熱情的天使，病人已不是真心需要醫生幫忙的弱勢者，社會在進步，法律有新的詮釋，一切照法律來，有錢辦生，無錢辦死。

社會在進步，文明、文化使人從體不被衣到綁胸多重裙；社會更進步，衣裳一件件脫丟，袒胸露背只剩下三點不露還不夠，大概要回復到原始時代才會有終。五十年了，我也從充滿活力、滿懷熱情的年輕小伙子變成白髮蒼蒼、感傷的旁觀者，被現實所淘汰，無能為力，只有嘆息的分。

邱小妹人球事件，是現代社會的寫照。酗酒、單身家庭、家庭暴力、官場現形、白色巨塔、醫學教育和醫病關係。事後社會上有各方的反應：醫德、醫政、醫學教育、醫學倫理、緊急連絡中心、健保局、健保制度、官員、醫院管理制度等。

每一個反應都有道理，都對，都應檢討改善，但是這些都是枝微末節的問題，罪魁禍首是整個社會的價值觀、道德觀。照經驗法則，這些反應，過幾天都會消聲匿跡，回到原貌。

天使要先想到自衛、財富，病人要先懷疑天使是不是惡魔、死人要換財。有誰擔憂過，再過二十年，沒有開刀、急救、治病的醫生，只有美容、隆胸、減肥的醫生，有人真正關心過健保制度會不會破產嗎？只有嚷嚷而已。

健保制度是哪些人規劃出來的？有人深信「勝者為王、敗者為寇」，惡劣卑鄙的過程、手段不論。有人說制度法令是我要定的，能不能執行是你們的事，法令定出來你們就要執行，我只管定制度法令，能不能執行我可管不了，至於社會秩序會不會崩潰，更不是我的責任。

臺灣的醫療制度自從穿著羊皮的政客主事後，亂象百出，幾百萬的設備預算要刪掉，但一天千萬卻無效果的宣傳活動費用可以花，只為鞏固自己的政治勢力，排除異己。我們還是懷念一步一腳印升任上來的技術官僚，至少是沒有官僚作風的官僚，不是政客的官僚。

　　醫病關係的問題源頭在社會的價值觀和道德觀的改變，政客的口沫每天繼續在媒體上亂飛，芸芸大眾也習以為常。

　　正義、是非、公正值多少？政客的言行是社會的價值、道德觀的榜樣，五十年的洗腦要還原，是一條坎坷路，還要同樣的五十年，談何容易。

　　還回五十年前？社會在進步，聽起來好像不能理解，草莓族、吸毒、嗑搖頭丸、車床族、笑貧不笑娼、輕鬆高報酬，是社會的進步？

　　所幸黑暗中還是有一絲光芒，因為不肖醫生和惡劣的病人只是現實社會裡部分迷失自己的羔羊，大部分的醫生只是在作不得已的自衛，病人也只是隨著現實病態著魔起舞而已，當有法、理、情都顧慮周全的法律，能保護真情的醫生和善良的病人時，醫病問題即使不能迎刃而解，至少可以減少很多。

　　只是，又是只是，因為法律是人制定的，執行法律的也是人，法律人跟醫生一樣是人，那也就跟醫生一樣，有多少不肖醫生就有多少同樣的法律人，但總比沒有希望好，暫時讓我們寄望在只是，因為法律在進步，也會有良法出現，是法治國家嘛，只要「法院是某某開的」、「惡法亦法」等名言不會再出現。

（本文作者吳昭新，筆名瞑望、焦心，1930年生，臺灣大學醫學院醫學士、日本國立鹿兒島大學醫學博士，教育部部定教授，現為臺北醫學大學內科兼任教授，曾任省立臺北醫院、臺南醫院院長，衛生署預防醫學研究所所長、檢疫總所所長等多項職務，並在臺北醫學大學、高雄醫學大學等校授課，退休後主持「老醫之家」(Old Doc Wu's Home)、「臺灣健康資訊網」(Taiwan Medical Network)等網站，繼續推動衛生教育、臺灣閩南語教育，並發表多篇相關文章於期刊和網站及部落格上。）

提供高品質
安全及以病人
為中心的醫療
改善社區
整體健康

To provide a
patient-centered,
high-quality and
safer care to
improve the health
of the community.

Mission

TAIPEI
臺北醫學大學・
國芳醫學中心

TAIPEI
臺北醫學大學・
萬芳醫學中心

價值

誠

Ex
Inr
S
Res
Comp
Inte

Core Va

強化社區保健，創造三贏局面

吳澤成

醫院是社區照護資源的重要一環，
往前可以連結預防保健之健康促進工作，
向後可以延伸到長期照護服務。

由於人口結構改變、疾病型態轉移、醫療體系變遷及全民健保制度引進，社區健康已成為21世紀預防醫學保健的重要趨勢。就人口結構而言，因為老年人口增加，造成慢性病患者及需接受長期照護與復健個案也增加。過去長期以來，以急性醫療掛帥的醫療服務是醫療的主流文化，以致於一般民眾對於健康的認知，只在疾病發生與否，對於醫療品質的追求也僅止於治癒成效。

這幾年因為全民健保實施及坊間養生文化的倡導，民眾開始追求除了疾病之外的全人健康，因此逐漸發現以醫院為主的醫療服務無法滿足對健康的冀求。

站在民眾個人的觀點，維護健康、促進健康是目標；以社區的觀點而論，如何使各項醫療保健的服務更貼近民眾需要、方便民眾使用，這是社區健康工作的重點；而以政府立場而言，最重要的工作是整合社區各項健康服務資源，建構臺北縣整體健康氛圍。

自從九十二年SARS風暴襲擊臺灣醫療界，我們可以清楚看出預防保健與急性醫療密不可分的關聯：光有完善的醫療設備，難敵社區中廣泛的醫療保健需求；也清楚了解能有效控制疾病在於有效掌握源頭，既要治標也要治本，如此才是確保健康的積極作為。因此要將預防保健工作更早、更具體的落實在社區保健工作，激發民眾的知能。

隨著健康文化的需求丕變及全民健保總額醫療給付的實施，近來醫院開始注意到總體健康的需求，也就是需要積極跨越僅僅以急性醫療工作為主的思維，主動及更完整朝向預防保健工作邁進，這除了是維持醫院營運更能符合現在醫療市場的需求。現代醫院如何更具體的朝向全方位醫療體系建構，已是不可忽視的重要課題。在醫院已建構完善的急性醫療基礎上，在預防保健工作方面，本人認為還可以有下列更積極的作為：

第一，建構親善且完整的就醫環境

政府近幾年來致力於社區建設，這其中包括了健康照護工作。以臺北縣政府為例，自九十二年來即在社區推動社區整合式篩檢服務，其中最重要的目的在於早期發現疾病，早期治療，以有效控制醫療成本。

然而整合式篩檢服務是一個工具，民眾在發現自己經由篩檢之後所面對的健康威脅時，藉由轉介、轉診方式能到醫院獲得更進一步且完善的疾病照護。

醫院應可更具體且積極的建構各式疾病到院的整體服務，例如可以成立大腸鏡檢查

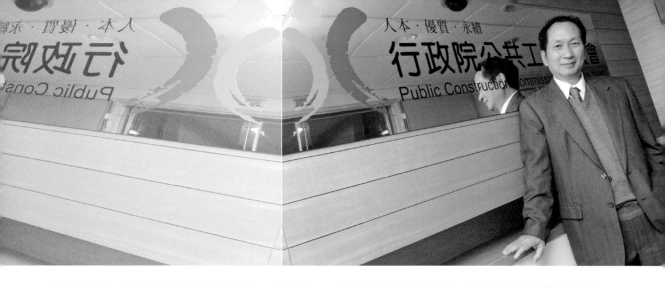

親善服務、肝炎照護親善服務等，也就是結合政府倡導的篩檢服務，提供民眾一個快速、便捷的後續照護。近來我們看見了婦女親善醫院的成立，也就是提供民眾經過設計的整體、配套式服務，使民眾對就醫不再茫然無知，望之卻步了。

第二，與社區照護資源形成一個緊密的醫療服務網絡

醫院是社區照護資源的重要一環，往前可以連結預防保健之健康促進工作，向後可以延伸到長期照護服務，而在醫院完善的醫療設備下，不可諱言醫院是政府推動社區健康照護仰賴的重要資產。近來大家都在提倡無圍牆的醫院，其中重要的就是將醫院與社區結合，成為真正的社區醫院。醫院可以透過參與各式社區服務接觸民眾，並在其中發現民眾健康問題，設計符合社區的介入服務。目前有許多醫院成立社區健康部門，就是積極打開與社區連結的通路。

在民眾因病住院後，如果產生了後續照護的需要，醫院也可將服務直接延伸至社區。然而後續照護服務必須是完整的網路。以糖尿病病人為例，醫院可以透過社區服務發現個案，並且主動提供糖尿病患各項照護，同時醫院也可以協助目前參與糖尿病共同照護網的基層醫療診所，更完整的衛生教育、檢查及專業服務，並非與基層醫療診所做市場競爭，而是將服務擴大，協助病人獲得妥善的照顧。當個案的問題較趨於複雜時，再由診所轉介回醫院，如此形成一個整體的照護網絡與所謂的策略結盟，獲益最多應該是廣大的社區民眾。

我們同意醫療市場在現在產業中是非常競爭的狀態，與社區真正完全的結合，也就是取之於社區、用之於社區，是必然的趨勢。對民眾而言，照護體系的完整可以更確保健康的維護；對醫院而言，分層照護及建立各式照護體系可以突顯醫院專業形象而且更符合醫療效益；對政府而言則能建構健康城市的氛圍，提昇國家總體競爭能力。鼓勵醫院經營者立足社區、放眼社區，進而創造民眾、醫院及政府三贏的新局面。

（本文作者吳澤成，現為宜蘭縣副縣長。曾任行政院公共工程委員會主任委員、臺北縣副縣長、國立臺北科技大學兼任副教授、臺北縣選舉委員會主任委員。）

病人為尊，服務至上

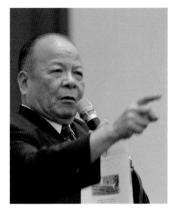

呂芳煙

在醫病關係不平等、醫療資訊不透明的情形下，
要提昇醫療品質與服務，
必須從重視醫學人文與提昇醫學倫理，
加強病人安全著手，才能收到立竿見影之功效。

身為地方官與人民公僕，近半世紀為中永和民眾服務，感觸頗深。其中，爭取在雙和地區設立一家醫療品質與服務水準一流的大型醫院，一直是我努力的目標。如今，心願已實現，個中甘苦，點滴在心頭。

中和、永和毗臨臺北市，人口眾多，過去都沒有大型教學醫院設立，當地居民一旦發生急症、重症，必須越過新店溪，忍受舟車勞累之苦，前往臺北市三總、臺大、榮總等大醫院就診，民眾生命與健康，無法獲得良好醫療照顧。

這些年來，為了替雙和地區居民爭取署立雙和醫院籌建，費盡千辛萬苦，四處奔波。其間曾在立法院下跪，個人受委屈事小，地方民眾身家性命事大，幾經波折，幸好雙和醫院終於在臺北醫學大學大力爭取下，順利得標並展開分期施工，在民國九十七年完工、開幕，造福臺北縣數百萬民眾。

我對臺灣的醫療環境並不是很滿意，因為臺灣許多的醫院和醫生，受到社會大眾詬病。追根究柢，原因無它，因為醫院多半汲汲於營利，而醫生為了賺錢，也鮮有痌瘝在抱、濟世救人的胸懷或理想，於是醫病關係緊張，醫療糾紛層出不窮也就不足為奇了。

在醫病關係不平等、醫療資訊不透明的情形下，要提昇醫療品質與服務，必須從重視醫學人文與提昇醫學倫理，加強病人安全著手，才能收到立竿見影之功效。

對於署立雙和醫院，我的期許很高，希望他是一家尊重病人，堅持給病人最好照顧的醫院，而由臺北醫學大學的卓越醫療團隊，肩負起雙和醫院醫療重責大任，相信一定能成為臺灣醫界的典範。

（作者呂芳煙，曾任臺北縣中和市市長、雙和醫院的重要催生者之一。）

愛心奉獻，全人醫學

病人求醫，對醫生來說，大都是「非親非故」，
若要真的做到「視病猶親」，
實際上有困難，更有一廂情願的感覺。
但是以「病人為中心」的醫療照顧，卻是「醫病關係」的本源。

最近幾年，發生幾次重大醫療事件（如SARS、給錯藥、邱小妹人球案等等），讓社會大眾對醫療品質的不滿更加浮上檯面。醫學倫理（medical ethics）及醫學教育（medical education）成為熱門話題，其中「視病猶親」常被喻為「醫病關係」的準則。病人求醫，對醫生來說，大都是「非親非故」，若要真的做到「視病猶親」，實際上有困難，更有一廂情願的感覺。但是以「病人為中心」的醫療照顧，卻是「醫病關係」的本源。

病人求醫是因為有某種身心上的病痛，而醫生具有醫學知識（medical knowledge）及醫療技能（clinical skills），可以幫助病人解除或減輕病痛，因此，彼此之間有著「需求」與「供應」的關係。

但是，病人的病痛，攸關「生命」，而且「人命關天」，雖然素昧平生，卻不能用一般商業行為來看待和處理。醫學教育不是在供應或教導一種求生（to make a living）的技能，而是培育能奉獻

（dedication）與有利他（altruism）精神的醫者，去救助別人的生命。作醫生是一

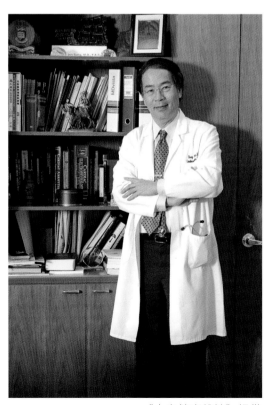

《大家健康雜誌》提供

種助人的志業，不是一種謀生的職業。

從醫生的觀點，「醫病關係」可以用「愛心」（love）或「憐憫」（compassion）及「負責任」（responsibility）來説明。舉例來説，最近有一位六十四歲男性的病人，過去有高血壓的問題，臨上飛機回美國之前幾個小時打電話告訴我，他有胸悶的現象，特別是在工作繁忙及活動的狀態下容易產生。因為人在臺北，我告訴他先買治療心絞痛的舌下片（nitroglycerin）再上飛機，且回家後應馬上找醫生看診。

幾天後，我也因公去美國，當天晚上打電話給他，問他是否看了醫生，他説還沒有，而且正想多做韻律操。我當時嚇了一跳，要他隔天馬上去看趙醫生，還好他聽了我的話。

趙醫生一聽病史，衡量他心臟血管疾病的危險因子（risk factiors），隔天馬上幫他做心血管造影（coronary angiography），結果發現至少有四條心血管阻塞，其中最重要的一條 "left anterior descending artery" 有很嚴重的病變（ruptured plague）；我被請到醫院，並和趙醫生幫他找了一位外科醫生做心血管繞道手術（bypass surgery）。之後，我到別的地方開會，跟他通了一次電話，知道一切順利，就不再擔心了。

幾年前有一位七十幾歲的女士，也有胸悶的現象，經檢查後我覺得她並無心臟病，但有憂鬱症，胸悶的症狀因而產生。我幫她轉診到精神科，診斷確定以後，吃了抗憂鬱症的藥（antidepressant）後，不但胸悶消失，且變成很樂觀的人，我真為她及家人高興。

因為擔任成大醫學院院長有固定薪水，不必看很多病人，因此我可以用這樣的「醫病關係」照顧病人。這也是「以病人為中心」的醫療照顧。它的定義就是正視病人身心的問題，幫忙病人找到解決的方法。如果自己無法直接照顧，就應該找適當的人或其他機構來協助。

我在美國時，也是因為薪資足夠，可以用心好好的照顧病人，幫病人解決問題。即使有付不起費用的病人，知道問題之後也是幫忙到問題解決為止。

如果遇到目前醫學無法解決的問題，也會詳細跟病人解釋清楚或推薦轉診，幫病人找到專家。所有與醫療有關的諮詢（consultation）或第二意見（second opinion），每位醫生都應樂於接受。因為醫療照顧是以「病人」為中心，而不是以「醫生」為中心的。

在照顧病人的過程中，看到病人的情況好轉，是一種享受，自己也多了一種體驗。總之，「醫病關係」，即使無法做到「視病猶親」，醫生也必須將自己的工作視同「利他」的志業，是一種奉獻，其根本就是愛心、憐憫，和責任的總合。

這是醫學院學生在入學甄試時，

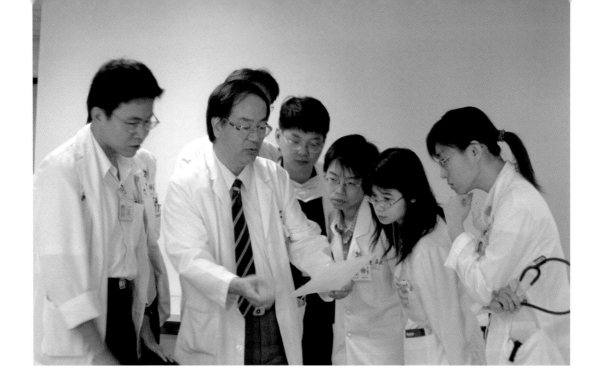

選擇學生最重要的考量，也是醫學教育（undergraduate and postgraduate education）的目標，更符合全人醫學（holistic medicine）的準則。

話說回來，臺灣目前的健保制度下，給付有限，很多醫生必須拼業績，而病人又濫用資源把健保當成社會福利。況且醫療糾紛的處理又沒有制度化，實在不可能實行以「病人為中心」的醫療照顧。要有良好的「醫病關係」更是如同緣木求魚。

我建議各醫療團體，不論公家及私立，應該依年資、經歷給醫生足夠的固定薪資，以及「不同工不同酬」和「一定限度」的業績獎勵金，讓醫生可以好好看顧病人，並有時間自我進修甚至作教學的工作。如此，方可期待以「病人為中心」的「全人醫學」照顧。

再者，社會應該建立起公平的醫療糾紛處理的機制，使醫生和病人的安全及尊嚴獲得保障，並可在事件處理上避免浪費無謂的時間。以上這些問題和建議，盼望衛生署、教育部等等專責機構能思考出解決的方案！

The tasks of the individual clinician are : to deal with patients and their particular circumstances, diseases and problems; and to contribute to the psychological well-being of people by enabling them to grow, to develop their potentialities, and to maintain a healthy attitude toward life.

—J. Ruesch

一位臨床醫師的任務：不單單在於醫療病人的特殊情況、疾病及問題；更需要幫助病人維持身心健康，而且還要助其成長、發揮潛力，進而對整個生命保持積極正向的態度。

～魯許

（本文作者宋瑞珍，現為中央大學講座教授及史丹福大學醫學院終身榮譽教授「Emeritus Professor, Cardiovascular Medicine」。曾任國立成功大學副校長暨醫學院院長及美國舊金山加州大學醫學院教授。）

孟子思想的啟發

李亦園

作為一個現代的醫生，假如能像古代的孟子一樣，
能做到「親親、仁民、愛物」，
那麼醫病關係就會有更好的發展。

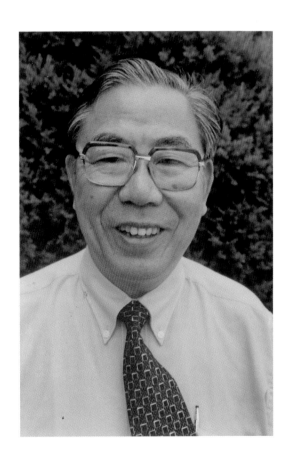

我與沈君山、許倬雲都是臺大校友，都是深受臺大老校長傅斯年先生影響的那一世代的人。傅校長來臺大後，在課程設計上很重要的一件事，是大一國文讀《孟子》，所以我們都對孟子的經文與思想很熟識。對我個人來說，孟子思想中很關鍵且很適合於討論「醫病關係」的一句話，就是〈盡心篇〉所說的：

「親親而仁民，仁民而愛物。」

這一句話的原意即是說，作為一個「君子」，應該將親愛自己親人的心，擴大而「仁愛」於一般人，而且也應再擴大到愛惜世間萬物。我覺得作為一個現代的醫生，假如能像古代的孟子一樣，能做到「親親、仁民、愛物」，那麼醫病關係就會有更好的發展。

但是要怎樣做才是「仁民」呢？「仁」字在儒家的原意很深奧，簡單地說，是善待人們而又能體諒之。而從醫者的角度為出發點，則可以說是善待病人而又要體諒病人的不同立場。

現代的醫療制度都是西方文化的產物，病人對西醫在治療上的有效性是無疑

問的，但在最根本的價值觀與宇宙觀上則頗有不同，所以碰到嚴重的病症時，他們一方面求之於醫生，另一方面卻又求神、問卜、問「乩童」，有時候更信神明跟乩童。這種文化理念的不同，醫生們千萬要理解並體諒之。

所謂文化的理念，可以用簡單的例子來說明，譬如說受過中華文化洗禮的華人，無論居於國內或海外，大致都具有三種共同的文化特徵，那就是緊密的家庭親族關係、相信命相風水，以及特有的飲食習慣。從學術理論上說，這三種文化特徵其實就是中華文化最基礎的三種追求「和諧」理念的外在表達。

一個受中華文化教養的人，不論是知識分子或是一般農民，在遇到事情發生的時候，都會在下意識中有意無意地懷疑是不是日子不對啊？家裡有什麼不和之處？或者吃了什麼冷熱不調和的東西等等。

尤其是遇到有病痛的時候，這些懷疑最容易出現了。他們之中有一些人其實很了解疾病的生理甚至病理的因素，但是仍然免不了有這種文化理念或心理層面的困境。他們總會問：為什麼是我碰到而不是別人呢？因此他們就會去求神問卜，甚至

更相信乩童說的話。

我希望醫生同仁們遇到這樣的病人時，要特別給予理解與體諒，當然我不是希望醫生們也要扮演乩童的角色，但是畢竟心安理得、人際關係和諧、食物營養均衡卻也是整體健康的要素，因此希望大家能夠共同思考如何平衡不同文化理念所產生的心理慰藉方式，進而建立更具本土特色的病人醫護體制，促進更好的醫病關係。

（本文作者李亦園，是享譽國際的文化人類學家，現任中央研究院院士，曾任清華大學人文社會學院創院院長、臺大考古人類學系教授。）

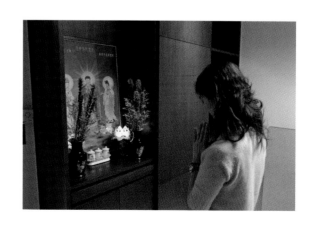

看病住院經驗談

李王顯

這次車禍，我要感謝的人很多，
最大的感觸，乃在大醫院的病床難求，
急診者在急診室苦等病床，
對患者與家屬均是最大的煎熬。

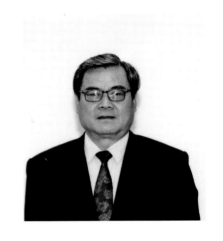

　　我與內人都是守本分，很務實的人，我們婚後共同的願望，說來好笑，竟是「不進法院，少上醫院」。這一願望在我們結褵四十多年之後，只實現了一半，就是迄今未進過法院，惹上什麼官司。至於醫院，則成了常客，我認為上天實在沒有成人之美的雅量。

　　我與醫院打交道，住進醫院，是在民國六十八年三月的某一天夜晚。我拖著疲憊的身體，下班回家，在一小巷的轉彎處，一部疾駛的計程車，將我撞倒在三公尺之外。他的傑作，是使我的右大腿骨斷裂，而且斷了三顆門牙！額頭傷口兩處，血流滿面，頭昏眼花，無法起身。唯一感到欣慰的，是我以撲倒式倒地，本能的以手支撐，僅讓我斷腿傷手，「跌斷牙齒和血吞」，而保住了小命，如果以後腦著地，其結果必然使親友們大嘆「痛失英

才」了。

　　當我清醒之後，請趕快送醫院醫治，並通知我的家人。附近的小醫院認為我的傷勢嚴重，無力醫治，乃打電話叫救護車，送往一家國內首屈一指的教學醫院急診。

　　在急診室，有醫生作緊急處理，認為傷勢並無大礙，不過大腿骨斷裂錯開，應予拉平接合，方法是用不知多少重量的鐵砣，懸掛在小腿上，慢慢的拉直。那種場景，那種滋味，應如古時縣官審案，動用大刑被逼供差不多，我只有咬牙忍受，那真是最漫長的一夜。

　　我那時擔任《中央日報》副總經理，第二天長官、同仁聞訊，都來探望慰問，但不是慰問的問題，而是醫療的問題，多次交涉，該家醫院就是沒有病房。

　　我的學生林桂慧女士，其夫君黃先

生，時任馬偕醫院副院長，她來看我，認為這樣拖不是辦法，乃聯絡這家醫院，找到病房，緊急轉院。

在這家醫院為我醫治的是骨科權威醫生。他為我開刀、打鋼釘，手術非常成功，除了住了一週的醫院，用了三、四個月的拐杖之外，受傷的一條腿，完好如初，走起路來毫無異狀。

這次車禍，我要感謝的人很多，最大的感觸，乃在大醫院的病床難求，急診者在急診室苦等病床，對患者與家屬均是最大的煎熬。詩聖杜甫〈茅屋為秋風所破歌〉，吟詩抒懷有「安得廣廈千萬間，大庇天下寒士俱歡顏」之句，我困在急診室也有「安得病床上千萬，大庇急診患者俱歡顏」的感慨，我與杜甫先生均是有感而發，有此胸懷，形諸文字俱是說說而已，事實上均是夢話囈語，試看今日各大醫院的急診室，均像戰後傷兵收容所，改善了多少呢？

談到內人，她與醫院更是結了不解之緣，我們婚後的願望有一半落空，內人似有先見之明。

內人婚後，兩年多沒有懷孕，每月月事來了，均有疼痛現象，我那時在基隆擔任記者，到某家公立醫院請婦產科主任檢查，發現子宮與輸卵管間長瘤，乃安排

住院治療。他認為最好用藥力消除，再不得已時再動手術。主任熱情感人，細心診治，但這瘤非常頑強，效果不彰。

友人介紹內人到臺北市一家中型醫院去診治，院長是外國人，據說醫術很高明。我們掛了院長的號，這位洋院長很客氣，檢查說要開刀，內人有些崇洋，決定由這位院長動刀，乃住進醫院。

開刀那天，我在手術室門口焦急的等待。手術完了，內人被推了出來，一位年輕的醫生對我說：「手術很順利，瘤已割除了，為了怕以後再有開刀的麻煩，把盲腸也順便割了，尊夫人的盲腸部位很怪，院長找了半天才找到。」

這位院長買一送一，我非常感謝，乃問說：「瘤已割，不會影響生育吧？」他回答說：「尊夫人的瘤長在子宮與左邊輸卵管之間，這輸卵管發炎得很厲害，不割不行，照學理來講，剩一條仍然可以生育的。」我急忙問；「那一條很健全嗎？」他搖搖頭說；「這個我不敢講，要檢查才知道。」

我與醫生做了一番對話後，不免產生了內人不能生育的恐懼感，這也是無可奈何的事。

內人開刀住院，費用使我很吃驚，更吃驚的是在出院之後發生了腸阻塞，嘔吐

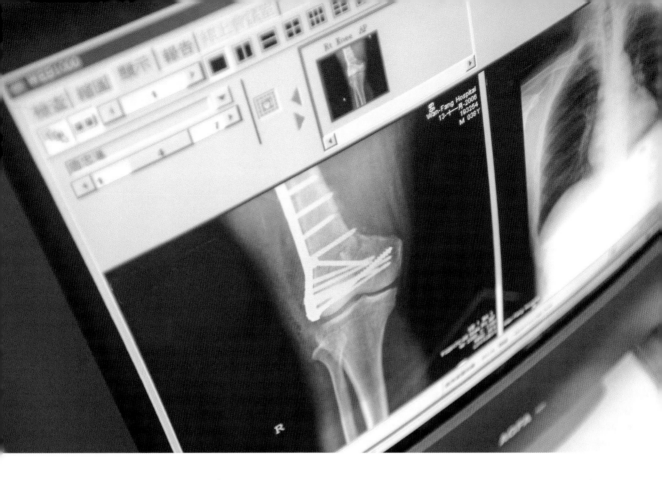

不停，喝水也吐。我急忙送內人到這家醫院診治，經醫生檢查，斷定是腸阻塞。醫生解釋說：「腸阻塞是手術的後遺症，並不是手術不好，而是病人腸子機能問題，現在兩個腸子已糾纏在一起，腸子不通，所以才嘔吐，假若能自動解開最好，不能自動解開，還要動一次手術，請辦住院手續吧！」

醫生把責任撇得很乾淨清楚，有錯也不會承認，這是常識，我爭辯無益，也只有認了。於是內人轉往基隆一家公立醫院開了第二次刀，動刀的是張醫生，他請我旁觀，說腸子纏的地方已發紫了，再延遲就要截腸，麻煩就大了。觀看剖肚開腸還是生平第一次，被開的人是我親人，當時嚇呆了，腦子是一片空白。

內人第二次開刀後，因年輕，復原地很快，出院前張醫生特別對我說：「李

兄，腸阻塞再發的機率很高，女人沒懷孕還好，懷孕之後，胎兒擠腸子，可能再造成腸阻塞，那時開刀大人受罪，胎兒不保，我看你還是注意一些好！」我聽了這話，片刻無語，他拍了拍我的肩膀說：「這只是一種可能，且常有這種病例，我們做事要向壞處打算。」我點了點頭，並謝謝他的照顧與忠告。

不久內人懷孕了，我把張醫生的話告訴了她，她望子心切，偏不信邪，她勇敢的生下兒子亦杜，母子均安。七年後又生了一女亦莊，亦是順順利利，正常的很，這種美好的結局不能不感謝上天的特別眷顧與厚愛。

（本文作者李在敬，資深媒體人，曾任中央日報社國外部主任、總經理、主任祕書等職。）

以愛心、耐心對待病人

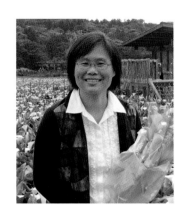

李美麗

最好的醫生與病人之間良好的互動，
應說醫生對病人多多關懷與溝通，
而病人對醫生應多體諒與信任。

　　生、老、病、死是人生必經的過程，而這些過程每天都在醫院上演。

　　我每天工作忙碌，很少生病，一旦有些微恙，也很少上大醫院，只是前往私人診所就診，但是對於醫生的診療態度，卻有很深的感觸。

　　有一次前往診所看病，繳了一百元掛號費，護士喊我進入診間，醫生還沒聽我主訴症狀完畢，處方就已開好，即叫我出去拿藥，如此不具醫療的耐心與態度，是值得省思的。

　　不過，醫界並非都是缺乏愛心與耐心的醫生。我也有朋友罹患重症，整天恍恍忽忽，愁雲慘霧，但是經人介紹，遇到一位視病猶親的好醫生，悉心診治終於痊癒，脫離病魔纏身，迎接新的人生。

　　這些年來，臺灣社會關心醫療環境的聲音越來越多，但醫療的形象卻越來越走下坡。所謂「三長兩短」，一直受到民眾的詬病。在醫院裡，病人應該被放在什麼樣的位置？應該被用什麼態度對待，值得大家省思。

　　一般說來，醫護人員就如同宗教的神職人員，人們往往在最無助的時候，才會找上他們。正因為人們知道自己的徬徨與無助，因此對於求助對象的完美性也期待越高，所以國內有人提倡與強調醫病關係，也是基於此一信念做出發點。

　　目前，臺灣醫病關係日趨緊張，醫生與病人互動不良，病人家屬常懷疑醫生不夠盡心盡力而延誤病情，或對簿公堂。醫生深怕病人或家屬無理取鬧而不願太積極治療，以求自保。

　　追根究柢，主要係因商業化的潮流下，社會急遽的變遷，大家追求的是金錢與舒適，講求的是績效與利潤，醫生與病人之間似乎成為買賣與主雇關係，一方是醫療服務的提供者，一方是就醫的消費者，這些現象導致醫生與病人之間的醫病關係，日趨冷落與疏離，甚至互相對立。如此一來，變成惡性循環，不過，最終吃虧的的還是病人。

　　所以，在此個人認為最好的醫生與病人之間的互動，應說醫生對病人多多關懷與溝通，而病人對醫生應多體諒與信任，如此一來，雙方維持密切關係，才能重振醫界崇高信譽，維護社會大眾的健康。

（作者李美麗，現任臺北市北投區區長，曾任臺北市文山區區長。）

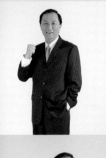

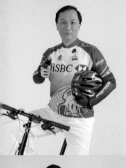

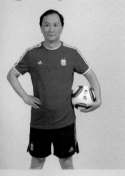

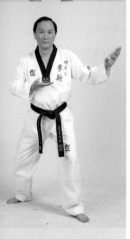

重燃白色巨塔明燈

李新

或許形式上病人仍是弱者，
醫生仍是強者，
但愛與關懷將重新被肯定
是維護醫病權益的良方。

　　邱小妹妹事件震驚了社會，也打碎了白色巨塔的神話，在醫界猶如遭受南亞海嘯飽受批評之餘，讓醫病關係有一個重新省思的機會：

　　病人是「人」還是「病歷」？醫生是「人」還是「神」？許多人對醫病關係的認知是：病人是弱者，醫生是強者；病人無知，醫生專業；醫生高高在上，病人任人宰割。

　　然而，隨著資訊管道暢通，醫療知識可以隨時取得，媒體與民意機關強力監督，再加上社會公益團體的積極介入與制度面的不斷調整，醫病關係已產生劇烈變化，邱小妹妹事件將醫界多年沉痾赤裸裸地攤在陽光下，逼迫社會各界不得不共同面對並省思如何改善，也因此更加速了醫病關係的轉變。可預見的未來，醫病之間上對下的關係將逐漸被朋友關係取代。

　　或許形勢上病人仍是弱者，醫生仍是強者，但愛與關懷將重新被肯定是維護醫病權益的良方。多年來，臺北市萬芳醫院以人文的、社區化的醫療中心自居，院內的畫廊、充滿藝術氣息的擺設、多元化的活動設計，在冷漠的醫療環境中，注入人文的活力及藝術的思維，激發醫療人員的熱誠與愛心，更緩和了病人及家屬憂慮與緊張的情緒。

　　經營者的智慧與心血，已經不著痕跡地將醫院與當地民眾的關係緊緊拉住，讓醫療不再是冷冰冰的技術或商業行為，而是以人為本，以倫理為基礎，「視病猶親」的優質服務，令人激賞。

　　信賴與尊重，是本人對專業人士一貫的態度，在面對醫生時，則信賴中又加上了依賴。本人深深感謝醫院對民眾無私的奉獻，也企盼萬芳醫院能「追求更好」。

（本文作者李新，現為臺北市議員，曾任臺北市議會副議長。）

中風病人的告白

醫生每天要看上百個病人，用公平的心把關注分配給大家，
似乎已經很合理，但對於病人來說，
生命只有一個，沒了就是沒了，而且因為對病理缺乏知識，
醫生說的每一句話就都會被放大來看。

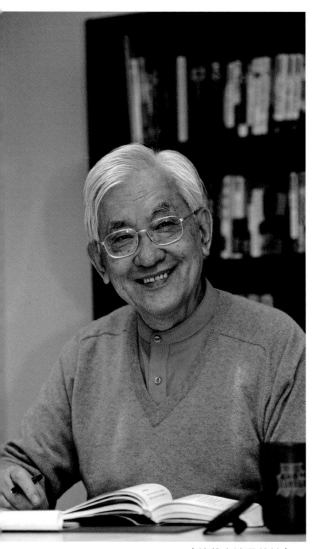

（轉載自遠見雜誌）

「仁」最樸實的解釋就是推己及人，但是醫生和病人之間的仁，或許還要更進一層，因為雙方的處境和知識有太大的不同。醫生每天要看上百個病人，用公平的心把關注分配給大家，似乎已經很合理，但對於病人來說，生命只有一個，沒了就是沒了，而且因為對病理缺乏知識，醫生說的每一句話就都會被放大來看。

因為「人」、「己」之間有如此的不同，一方面認為合理的，一方面會認為冷漠；一方面認為本應如此，一方面會認為無理取鬧。所以只是推己及人恐怕還不夠，必須從角色互換的角度去體諒，這就很不容易。

我中風到今天已經六年了，調適得應該還不錯。不久前，馬市長半開玩笑地說，可以頒個中風楷模的獎給我這個市民。因為這不是什麼有光采的獎，暫時沒有接受。不過走到這一步也不容易，在此報告一下經歷的過程，給各位參考。

我中風的那天是下著毛毛細雨的一個星期六傍晚，自己撐了雨傘走進急診室報到。因為是週末，只有一個值班的見習醫

生，他看了一下，拿不定主意，説分不清是溢血還是栓塞，要觀察一下，讓我到一個小房間的病床上去休息，卻不知這一休息就休息了二十小時。當然不久家人也來了，但因為沒有經驗，既然醫生説觀察就只能觀察。

到了第二天中午，手指腳趾漸漸全不能動了，才緊張起來，打電話給原本相識的副院長。他馬上來了，但他是腸胃科，只有再去找真正的腦科專家，下午四時才開始緊急處理。

後來回想這段經歷，當然十分怨氣，但再想想，自己也不是沒有過失，那個小醫生犧牲了週末來值班，他的知識經驗或許只能做這樣不做不錯的處理。事已至此，只有調整自己，去適應未來。但記取了一個教訓：在生死相關的重大問題上，還自作清高不去找關係是十分愚昧的。不過這個教訓代價太大了。

發病以後兩三週，是最難熬的時刻。

病情穩定了，也知道以後大概的生活限制，忽然覺得像掉進一個泥沼，而且以後一輩子都要陷在這個泥沼中，心裡非常恐慌不安，總想理出個頭緒來，就問主治的醫生，以後可能的變化。

醫生經歷多了，了解我這型凡事不弄清楚就不甘心的病人，就老實的對我説：復健有空間，但也有極限，再次中風的或然率，當然要比一般人高，五年內大概有百分之五十再發機會，主要要看你自己。

這些冰冷的話，他用非常誠懇的態度説出來，使我覺得他沒有騙我，沒有把我當傻瓜。那我也得面對現實。

生死的問題，我過去想過，也參加過一些安樂死之類的討論會，有一定的哲理認識，但那是「學術性」的，談的是別人的事，現在臨到自己身上，得落實的規劃一下，先想「死」，想了三條，寫成生命遺囑的法律形式，大意是：

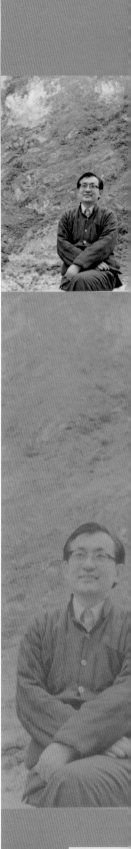

「我確信如何處理個人之生命乃個人之基本權利，因此在因病或其他原因使本人身體受到傷害，

一、此傷害使本人陷入長期痛苦而無法正常生活之狀態。

二、此狀態將無法復原。

三、維持延續生命對家人及社會造成沉重之負擔。

在上述情形皆確定時，本人希望以積極方式有尊嚴的走完人生，屆時或將尋求相關人士直接或間接的協助，以尋求生命之終止，為避免上述人士擔負道義上或法律上之責任，特立此遺囑。」

構想此遺囑時，我是以二度嚴重中風病人的情況做參考，在復健病房，每天都可見到這樣毫無尊嚴也沒有意義拖延著生命的病人。遺囑寫完後，分送給律師和有關親友。這樣，把如何死規劃好了，（至少在心理上規劃好了，最後能否做到，是另一回事。）心理踏實很多，就來處理如何生。那可複雜得多，單求生並不難，但要生得有生趣有生機卻不容易。從中風以後如何走到今天，當然還有許多轉折，限於篇幅不能盡言，但無論如何這是一個轉捩點。

（本文作者沈君山，曾任美國普渡大學教授、普林斯頓大學教授、清華大學校長暨教授、吳大猷學術基金會董事長、新臺灣人基金會董事長。）

溝通，多元思維技巧、增進醫病關係！

周去永

醫者傳道（傳播正確的醫療知識）、
授業（提供治療服務）、
解惑（解答患者提出的各種疑難雜症）

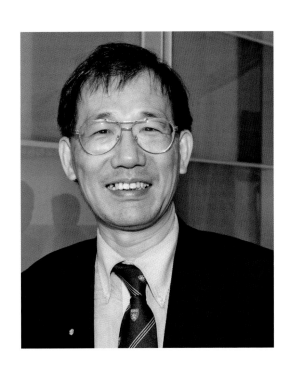

醫病關係是老生常談，如何增進、增加、增好，以及如何促進、促成、促使，首要當然來自愛心、耐心、專心的出發點，其次是多元思維的溝通技巧，誠如臺北醫學大學李祖德董事長所言，建立良好的對話能力，促進醫病關係讓AM和FM兩個頻道成為一個溝通平臺，將有助於聽到對方的聲音。

另外，個人藉由韓愈的《師說》：「師者，所以傳道、授業、解惑也。」來譬喻，醫者傳道（傳播正確的醫療知識）、授業（提供治療服務）、解惑（解答患者提出的各種疑難雜症），這些將有助於醫病關係的發展。而想要達到「良好醫病關係」實則有賴「溝通」。現將我多年來與病患的溝通的幾種方式為例，供大家參考：

1.蘋果針刺論（蘋果刺針論）

蛀牙（齲齒）的過程就像蘋果被針刺到，一個好的蘋果放在桌上可以2～3星期新鮮亮麗如常，但是若拿根細針刺一下，蘋果就開始由此小小的針孔腐敗腐爛，從針孔開始到爛成一小塊、一大塊、更大塊

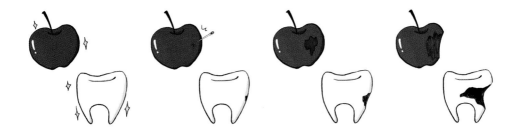

到達蘋果中心部位，直到整個蘋果都腐爛掉。

如同一顆牙齒健康好端端的在口腔內可以一輩子服務主人，但若是開始有一個小小的蛀洞形成，這個小蛀洞若是不處理終究會形成大洞，先是侵犯到神經，最終牙齒毀裂只剩下爛牙根，牙齒整顆不見了。正因為蛀牙（齲齒）是如同蘋果腐爛不斷進行的不可逆反應，所以我們必須立刻的、快速的處理治療蛀牙，千萬不要忽視一個小小蛀洞。

2.蛋殼蛋白論

牙齒的外殼（牙釉質）是非常堅固、堅硬的，如同雞蛋的蛋殼。但是牙齒的內部（牙本質）就相對脆弱、軟化多了，如同雞蛋的蛋白，當牙齒外殼（法瑯質）被破壞了，必須趕快治療，不然轉眼間被攻破，侵蝕了牙齒內部（蛋白），到達了神經、神經腔的部分（如同類比的蛋黃部分），這一部分的說明是要讓病患知道為何有小蛀洞，要快速治療。

3.石頭→飯碗→屏風論

這是用石頭、飯碗、屏風三樣日常見到的東西，來解釋蛀牙是如何把好好一個像石頭堅硬、堅固形狀的牙齒，侵蝕到成為飯碗般大蛀洞，進而再蛀到如同飯碗摔破裂了，蛀到一顆好好的牙只剩下屏風的薄片樣式。

4.刷牙肉

更老生常談的刷牙，依然需要一些新主意、新注意，而好的醫病關係則要有好的溝通、好的刷牙方法。如刷牙刷到大部分的牙齒咬合面，但往往會漏掉牙縫，會形成牙結石，八成的成人有牙周疾病，那就要強調上下刷、刷牙肉了。所以我特別構思了可以朗朗上口的「刷牙肉的五言絕句」及「上下刷的九字真言」來提醒大家。

刷牙肉的五言絕句：刷牙刷牙肉、流血沒關係、會痛輕一點、牙齦才健康。

● 刷牙刷牙肉——刷牙要刷到牙肉。

● 流血沒關係——慢性發炎的地方會流血，看到流血別怕，髒血流出是好事，新鮮的有氧份活力的血才會來到，讓牙齦活化健康。

● 會痛輕一點——如果刷的時候會痛就要輕一點。

● 牙齦才健康——這樣的刷牙方式牙齦才會健康。

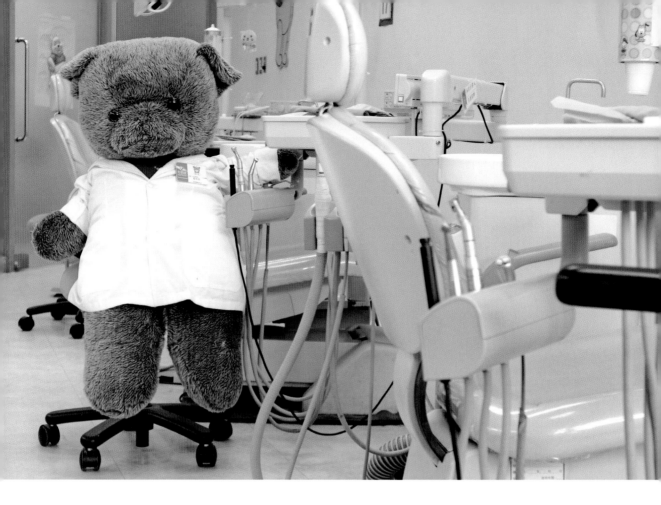

上下刷的九字真言：看鏡子、尖對尖、上下刷。

- 看鏡子——一定要看著鏡子刷。
- 尖對尖——牙尖對牙尖。
- 上下刷——刷毛上下運動到上牙齦下牙齦。

以上幾個例子，說明了技巧、類比、方法的溝通，的確是加強、增進、有效讓病患了解病情、改善病症，進而達到健康牙齒與牙齦的不二法門。

故良好的醫病關係，有助於達到健康。

註：筆者認為「醫」字=「ℇ」字，以代表「醫生及醫學」的領域走向電子化、革新化、創新化，並希望借此拋磚引玉，激發醫界朋友有更多的感覺、感受，以啟發思考、激發思維，促進良好的醫病關係。

（本文作者周世永，臺北醫學大學校友總會第五屆總會長）

醫病關係，以客為尊

周守訓

醫病關係是醫療服務的基石，
醫療人員不但必須具有良好專業知識與技術外，
同時也要有一顆懂得關懷照顧病人的「心」，
如此才能使醫病關係和諧。

現代醫療技術不斷進步，醫生及護理人員照顧病人，除了挽救生命，戰勝病魔外，還要提供優質的醫療服務，因此如何改善醫病關係就成為醫學界重要的課題。

醫療是服務業的一環，「服務」這句話看似容易，但要讓病人滿意卻不簡單，因為醫病關係指的是醫療提供者與醫療接受者之間的互動，也就是醫生與病人的互動關係。

從服務的角度來看，醫療的目的在於解除病人的痛苦，所以醫生站在以病人為尊的立場，第一步應該是聆聽病人對於病情、病狀的訴說，醫生要積極去了解病人到底要醫院為他做些什麼？聆聽之後，醫生才能夠運用專業知識和技術提供適當的醫療服務，即使是一些安慰病人的話語，也會讓病人受用無窮。

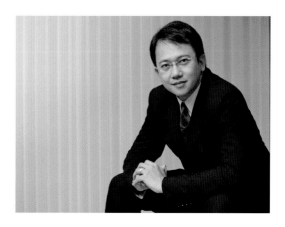

曾經有位朋友前往北部某家醫學中心接受腸套疊開刀手術，術後第三天感覺腹部不適，於是問主治醫生如何解決問題，是否有大礙。不料醫生卻若無其事地說：「死不了，不要擔心！」此話一出，讓病人更忐忑不安，心情焦慮。試想，如此服務病人，下次他還會再度登門來訪嗎？

因此，醫病關係是醫療服務的基石，醫療人員不但必須具有良好專業知識與技術外，同時也要有一顆懂得關懷照顧病人的「心」，如此才能使醫病關係和諧。

除了聆聽之外，溝通也是醫病關係很重要的因素。醫病之間若未能充分溝通，取得共識與諒解進而建立自信，即使醫護人員對病人的醫療照護盡心盡力，病家仍可能感覺不到醫護人員心存關懷；倘若在醫療過程中，發生一些疏失，或是治療結果不如預期，便會導致病家的不滿與不諒解，甚至發生醫療糾紛。過去我服務的機關甚至現在擔任民意代表，都常常碰到民眾陳情，要求從中處理醫療糾紛問題。追根究柢，許多都是醫療之間溝通不良所造成。

所以，身為醫療工作者，站在醫療服務的立場，一定要具有良好的溝通能力，不僅要能與病人及家屬溝通，讓病人知道其病情、癒後狀況，以及家屬所面臨的問題外，同時對病人與家屬也要有同情關懷的心，以病人為尊，才能贏得病人與病家的信賴與感激，並避免醫療糾紛的發生。

（本文作者周守訓為現任立法委員。）

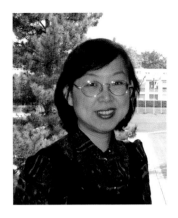

罕見天使的啟示

林秀娟

**多年來，我看過無數先天異常的孩子，
每一個疑難雜症，對我而言，都是一項挑戰。**

　　我原來是一位遺傳專科醫生，主管的業務中包含罕見疾病。就在張家三兄弟羅倫佐的油新聞事件的前幾天，我為紀念一位小女孩生命故事的書寫了一篇序文。以下引述文中的片段，表達我對罕見疾病患者、其父母及醫療團隊的敬意，也希望不致因為此新聞事件，影響社會對於他們的關心與支持。

　　「多年來，我看過無數先天異常的孩子，每一個疑難雜症，對我而言，都是一項挑戰。許多時候，當我能克服萬難給予正確的診斷與治療時，從父母眼中看到的希望和安慰，勝過一切……。同時，我也發現這些罕見的小天使，是上帝派來教導我的，從病人的生命歷程，從照顧者的經歷，我都學到寶貴的功課：我得知病痛的背後，有許多令人讚嘆驚奇的超越；正如我讀了謝媽媽一點一滴生活起居的紀錄，我才知道那個從未開口講過話，無法溝通的孩子，也有豐富動人的內心世界。

　　而那些受盡磨難筋疲力竭的父母，懷抱著永遠不會好起來的孩子，流露出來的卻常是超越怨懟的寬容、忍耐與珍惜。正如謝媽媽所寫：『我把這個小生命當作自己生命事業的起點，……既是生命事業，就無關乎晴空或烏雲，不管她是怎樣的孩子，只要是可貴的生命，我就以真心待她，愛她』。

　　很高興得知《天心月圓》將再度出版，更欽佩爸爸媽媽願意忍著挖開已埋藏心底多年的創痛，與他人分享生命經驗。正如媽媽說：『她短短的人世之旅，不僅是對我有一種深刻的啟示，她也一定很願意跟更多人產生生命力量的連結。』近年來，儘管遺傳醫學已有驚人的突破，國內對於罕見疾病的診斷與治療也有許多進步，但是這些生命故事，每讀一遍，都令人深深感動，令人體認到『有情的莊嚴』」。

　　我重讀自己在清明節寫的這一段話，心中有許多感觸。回想一路走來，目睹臺灣對於罕見疾病的診斷與治療，在許多人共同的努力下，不僅是全世界第五個立法保障罕見患者的國家，對於罕見疾病用藥與特殊營養品的提供，也的確照顧到需要的病人，因此對於此新聞事件，提出三點看法：

　　一、愛是需要恆久且有理性，希望社會大眾持續對於這些罕見的病人及家庭給予支持和關心。

　　二、專業的回歸專業，尤其是罕見疾病種種特殊的情況，最終還是應以專業為考量。

　　三、對於愛心善款的募集方式與運用，應循正常管道。

　　（本文作者林秀娟，現任成功大學醫學院副院長、醫學系小兒科教授暨附設醫院副院長，曾任行政院衛生署國民健康局局長暨副局長。）

以同理心消除隔閡

金溥聰

能夠從病人的角度去設想，
尤其在他們病痛纏身的時候，
幫病人減少一點點心理上的壓力，
這都是一種同理心的表現。

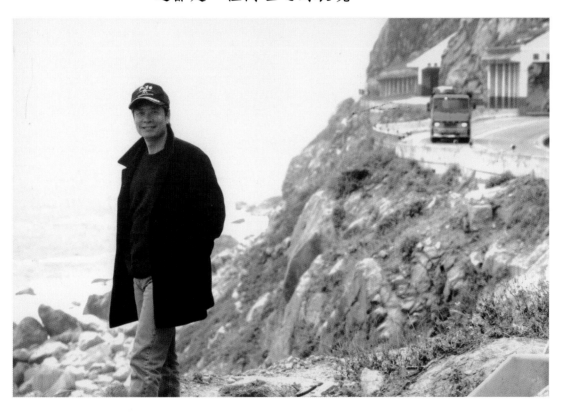

在各個行業裡，無論是醫病關係或政治界，甚至是危機處理，都有講到很重要的一個概念，就是人跟人的相處要注重同理心。同理心有人稱它是「設身處地想像的能力」，也就是你有沒有辦法設身處地替別人著想。

我在政大教書的時候，有一次教新聞英文，教材中ABC的新聞中有段報導一直讓我印象很深刻。那新聞是什麼呢？就是有位女醫生她專門在處理病人與醫生的關係，這原來不是她的專業領域，後來她對這個主題很感興趣，因此開始投入研究。

她強調跟病人說話時要有同理心,譬如不要直接說:「你哪天就要開刀了。」(連這樣的說法在她看來都是沒有同理心),而應該換成:「在哪天手術之後,你可能很快就可以順利出院了。」這樣的表達方式,意思就是用一個比較正面積極的態度,來和病人對話、溝通,即使只是幾句話,有些病人卻是非常在乎的,因為那是一種壓力。

因此,能夠從病人的角度去設想,尤其在他們病痛纏身的時候,幫病人減少一點點心理上的壓力,這都是一種同理心的表現。

這個新聞讓我印象深刻,是因為她自己提及,有一次摔斷腿,在治療的過程中,碰到很多不合情理的待遇,甚至被性騷擾。這樣的遭遇讓她深深體會到病人的無力與無助,且強烈意識到醫病之間地位的不平等,她感覺到當病人的時候,醫病關係之間是如此的隔閡與不平等,所以致力於從事醫病關係同理心的教育。

其實在國外看病都會有類似的經驗,雖然不見得每個都是,但有一些醫生真的很親切,你走進去之後,他就像心理諮商師一樣,不斷地安撫你的心情,讓你看完病出來的時候心理很舒坦。

同樣的情形發生在臺灣,我們曾有的看病經驗是,從頭到尾沒有太多的互動,因為很多醫生很快地診斷後就低著頭開處方,這當然是比較誇張的講法。

我兩種狀況都講,不是說西方一定好,兩者都各有好壞。但在臺灣有些非常不愉快的經驗,就是整個看病過程都相當匆忙,在沒有表情、互動之下,醫生就已經看完病了:「你怎麼樣?哪裡不舒服?」、「好,我知道」,接著護士就說:「好了,下一位」,很多人從小到大都曾有類似的經驗,因此對就醫會有不好的感覺。

可是我在美國求學的幾年期間也看過病,雖不是每次,但是多數經驗都感覺很好,我想主要臺灣與國外醫病關係最大不同,可能就是在於醫病關係中的同理心,醫生是否有站在病人的立場,來思考病人在就醫時,心理層面的需要。

在臺灣,醫生看診人數太多與工作量太重,也是造成醫病關係惡化的原因。邱小妹事件發生後,有很多人來檢討醫生值班時承擔的工作、時間的長短是否合理,既然你要求他,也許你也要給他更合理的環境,醫病關係必須從醫生與病人的角度同時去著想。

在臺灣我也碰過那種即使是病人很多,但仍然很有耐心的醫生;也碰過即使

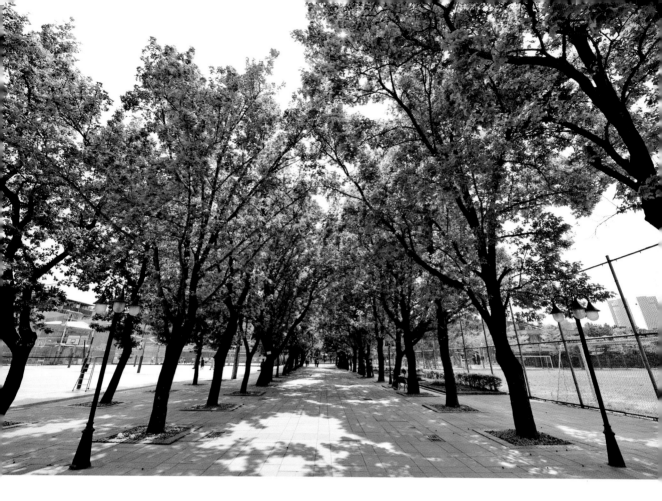

病人很少，卻很沒有耐心的醫生，所以我感覺醫病關係的維繫可能主要還是在於醫生是否有同理心。

　　就我個人而言，如果要選擇醫院，就是能夠很努力從病人同理心角度設想的醫院。從跨進醫院的那一刻，給你的感覺都非常的自在放鬆，有心理治療的效果。

　　在臺灣哪一間醫院、哪一位醫生讓我覺得同理心強，我就會儘量選擇那家醫院及那位醫生，臺灣民眾一般通常都希望看醫術一流的醫生，所以即使是感冒也往大醫院跑，而我除了重大疾病，平常看病主要考慮地緣關係，從地緣關係中找出讓我感覺最有同理心的醫院、醫生。

（本文作者金溥聰，現任中國國民黨祕書長，曾任臺北市副市長、臺北市政府新聞處處長、國民黨中央委員會國際關係室編審、行政院研究發展考核委員會研展處專員、政治大學新聞系副教授，文化大學新聞系兼任副教授、淡江大學大傳系兼任講師。）

大國手

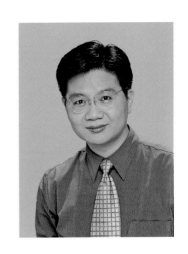

侯文詠

在生死界限模糊不清的時候，
什麼是真理呢？
自己的道德判斷？病人的意願？
還是上帝的旨意呢？
往前再踩一步就是生死契闊。
到底往左呢？還是往右？

1

「Rh陰性？」電話那頭血庫的人猶豫了一下，「好，我去找看看，你先不要掛電話。」

清晨八點鐘，美好而寧靜的早晨。我手裡握著聽筒的另一端。聽見傳來天鵝湖的旋律。

如同往常一樣，急診室亂糟糟地像個應該被取締的菜市場。警察，家屬，交班的護士，醫師，呻吟的病人，工友，開救護車的司機，X光檢驗人員，來會診的大教授，還有消毒水的氣味，血液的氣味，混著吵架的聲音，打公共電話的聲音，器械的金屬聲音，都交織在一起。

「你約我今天來拆石膏的，你還記得嗎？」有個打著石膏的病人，拄著拐杖走過來，滿臉笑意地問我。

「我記得。不過你要稍等一下。」

天鵝湖的旋律只有一段。又重複了一遍。我聽見救護車蜂鳴器的聲音。一部救護車衝了進來，停在急診室門口。通常那表示又有一個大Case要進來。不是內科，外科，就是骨科。這種來勢洶洶，婦產科或是小兒科的機會比較少。不管如何，反正一定有倒楣的人要忙好一陣子就是了。

「我現在可以和你說話嗎？」拄著拐杖的病人又鞠了九十度的躬。

「不行。」因為我看到救護車上的人把病人抬下來，擔架上都是血，有一隻腳差點掉到擔架外面來，只剩下幾條韌帶連著腳，搖搖欲墜。我指著擔架告訴他，「等一下我會很忙，沒時間和你說話。」

「喂，」現在我手上的天鵝湖斷了，有個血庫的傢伙告訴我，「全醫院都沒有Rh陰性的血液，我再告訴你更糟糕的事，全臺北市現在也沒有了。」

「可是不行」，我大叫，「小孩子正在開刀，大量失血。沒有血不行。」

「他一定有家屬是Rh陰性，請他的家屬捐血。」

「那是他爸爸，已經死了。」天啊，同色羽毛的鳥都會湊在一起。

「那我也沒有辦法。」

「不能沒有辦法！」我對著電話大吼，「小孩子會死在手術檯上。」

「如果是這樣的話，」對方停了一下，「我給你一個電話，你可以去找傅班長。」

「血牛。對不對？」

「你並不一定要這麼稱呼。」他笑了

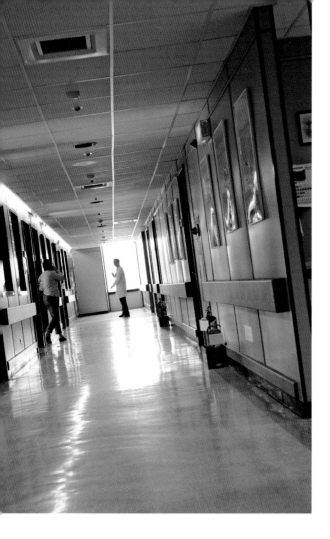

笑。

2

「血壓100/40，心跳110，呼吸18下每分鐘。」護士小姐很熟練地量好心跳血壓，告訴我病人情況。

「打上五百西西生理食鹽水，給我消毒藥水，彈性繃帶，洞巾，針線，局部麻醉劑，五西西空針。」我翻翻病人的眼瞼，情況還好，出血應不超過一千西西。我只要結紮幾條出血的動脈，暫時失血，大概不至於有生命危險。

「他會不會死掉？」一個顯然是病人太太的女人問我。

「他暫時不會有生命危險。不過兩隻腳保得住保不住我就不敢說了，」我拿消毒藥水局部沖洗，「誰告訴我到底怎麼回事？」

「他做生意失敗，欠了人家好幾百萬。」

「被砍斷的？」我抽好局部麻醉藥，注射在傷口周圍，聽到病人哇哇叫的聲音，「稍忍耐一下，一會兒就不痛了。」

我轉身告訴護士小姐：「請警察局的人過來一趟。」

「等一下，」一聽到警察，病人太太的神色有點慌了，她看了看旁邊病人的弟弟一眼，「拜託不要叫警察，是他自己砍斷的。」

「自己砍斷？」我試著結紮幾條正在噴血的動脈。

「是這樣子，醫師。」病人弟弟示意女人不要說話，「我哥哥有一個保險，如果是全殘，可以領到五百萬元。」

「你自己弄成這樣，保險金領不到。保險公司沒有那麼笨的啦！」

「我們查過了，就算自殺也給付。現在只要兩腳都斷了就算全殘，」病人弟弟接著又說，「你看我們都是精神正常的人，不會無緣無故這麼做的。保險問題請醫師不要擔心。」

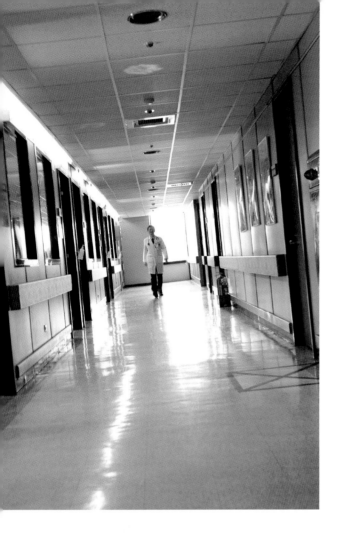

「我不是懷疑你們，」結紮好動脈，我開始檢查傷口，「我是說，就算可以領保險金，一定要這樣嗎？」

「醫師，你一定沒欠過別人錢，所以你不知道。」

我一邊檢查，發現左腳已經完全斷裂，大概接合無望。不過右腳的後脛神經還在。脛骨可以打釘子固定。幾條韌帶，血管都可以接合，希望不小。

「還有一隻腳可能還有希望。我們會盡力試看看。」

「不行，一定要切掉。」病人的弟弟這麼說，病人一直都不說話的，這時也目光炯炯有神，堅決地附和，「切掉！」

「如果可以接合，我們還是要盡力。這是我們的責任。」我告訴他。

「算是我求求你……」病人太太跪下

來了。

3

「Rh陰性的血嘛，實在很少……」傅班長來了，圓圓胖胖的臉，一眼就看得出來是個北方人。他不斷地搔快禿光了的頭，「這個也有，不過要聯絡看看。」

他坐在辦公桌，不斷地打出電話，不停地說：「幫個忙，找看看嘛，不找怎知道沒有呢？」

事實上我的問題不止如此。我還必須面對小孩子的媽媽。她是個耶和華見證者團契的成員。由於教義的關係，這個宗教的成員不准輸血。我並不了解這個宗教，也不太明白這個規定的原因。我相信上帝一定有很好的理由，否則祂簡直和醫師開玩笑，或存心考驗我們的本事。

「我的小孩是上帝的孩子，請不要給他輸血。」病人的媽媽一再堅定地重複她的立場。

「你聽我說，你的孩子現在在開刀房開刀，正大量失血。雖然我們暫時可用生理食鹽水來代替，但絕非長久之計。」

「請你們多多幫忙。」她虔誠地對我深深一鞠躬。

「不行，不行，你不明白，」我拉住她，「失血過多不行，這是會死的。你知道嗎？」

「我知道你的用意，醫師，謝謝你。」她又一個鞠躬，「可是耶和華會照

顧我的孩子。」

「你還是不明白，」我有點生氣了，「我告訴你，這並不是很嚴重的問題，只要肯輸血，所有的問題都可以解決。Rh陰性的血我們也可以想辦法找，可是如果不輸血，後果會相當相當嚴重。你懂嗎？」

「我懂。」堅定而簡短。又一鞠躬。「願主保佑。」

不管我再說什麼，都換來她的深深一鞠躬。最後我愈說，她就愈不停地鞠躬對付我。

「你真的那麼相信上帝嗎？」問完這句話，看到她那不可思議的表情，我決定住嘴。

傅班長還在打電話：「我知道你不做很久了，可是小孩子都快死了，又只有你有，幫幫忙嘛，人活著誰不需要幫忙？」

看見我走來走去，那個拄著拐杖的病人又來了。

「侯醫師，我可不可以和你說話。我有話對你說。」

「不行。等一等。」我幾乎要罵了出來，「有人快死了，你沒看見我正在忙嗎？」

「有了！」這時我聽見傅班長叫了起來，他一手蒙住話筒，回過頭來問，「總算找到一個計程車司機，十多年沒聯絡了，你問她到底要不要，比普通的貴一點喔！」

「要，要，要！先拿來再說。」免得她後悔。我如獲至寶。

4

「停！統統停下來！」這時骨科主治醫師蔡醫師叫了起來，「我需要思考！」

我換好無菌衣，拎著一個單位的Rh陰性鮮血衝進開刀房。並把急診室發生的事情都告訴他。

情況很可笑，兩邊病人都麻醉好了，開刀也進行了一半，忽然一切都停了下來。蔡醫師抱著手從手術檯上走下來。

「這個，血紅素只剩下6.2（正常差不多是14、15）」他接過我的血，指指右邊，「然後耶和華叫他不要輸血？」

我點點頭。

「這個，」他指指左邊，「他的右腳還可以接，然後保險公司叫他砍掉？」

我又點點頭。

「這是什麼世界？」

「我不知道。」

「我又沒問你。」蔡醫師白了我一眼。自顧自地在開刀房走廊走來走去。

開刀房很安靜。所有的人都停了下來。只聽到心電圖的聲音嘟嘟嘟地規律地叫著。生命有許多時候即使是舒伯特也無言以對。在生死界限模糊不清的時候，什麼是真理呢？自己的道德判斷？病人的意願？還是上帝的旨意呢？往前再踩一步就是生死契闊。到底往左呢？還是往右？

不要用你的問題質詢我，我不過是電動玩具店的一名賽車手……

不要用你的問題質詢我，我不過是電動玩具店的一名賽車手……

我坐在走廊的地面上。不知道為什麼，一直想起這首詩。我還想起那個拄著拐杖，尚未處理完的病人。他一定等我很久了。

不知過了多久，安靜得簡直要窒息了。

「就這樣，」是蔡醫師的聲音，「右邊這個不要輸血。左邊這個，不管如何，我們還是要把腳接起來。好了，統統開動！」

他走過來，疲憊得彷彿快倒下去了。

「為什麼你接受這個家屬的建議不輸血，卻不接受另一個家屬的建議把腳鋸掉呢？雖然就醫學觀點兩者都同樣是負面的，為什麼處理的方式不一樣呢？」我接過他交還給我的鮮血，好奇地問。

「你想知道真正的答案嗎？」蔡醫師問。

我點點頭。

「好，我告訴你。我也不知道。」

5

小孩子從開刀房送出來的時候，我手裡還拿著那袋鮮血，已經沒有原來那個溫度了。他還沒有醒過來，不知道是因為麻醉或者是失血的關係。老實說我有點擔心，小孩子的臉蒼白得像張乾淨的聖經紙。

「我可不可以在恢復室陪他？」媽媽問我。

「通常我們不希望這樣，」我看了看她，「再說，你也不能幫他什麼。」

「可以，」她又是堅定十足的表情，「我可以和他一起祈禱。」

「好吧。」講到上帝，我只好又安靜了。

6

我走出恢復室，又看到那個拄著拐杖的病人。

「沒事，沒事。醫師你一定很忙，我不急，真的不急。」顯然他已經有點怕我。

「啊，對不起！讓你等這麼久。」我看看錶，已經是下午一點鐘了，「我馬上幫你把石膏拆掉。我前幾天看過你照的 X 光片了，傷口癒合得很好。」

「沒有關係，我願意等。」我們一起走到急診石膏室去，「你是一個很好的醫師，我很幸運能遇見你。你很細心，用的方法與別人不一樣，表示你的研究很獨到。」

很好的醫師？老實說我楞了一下。我並不是一個很好的醫師。一開始我就把他的 X 光片掛反了。自然石膏也包錯腳了。

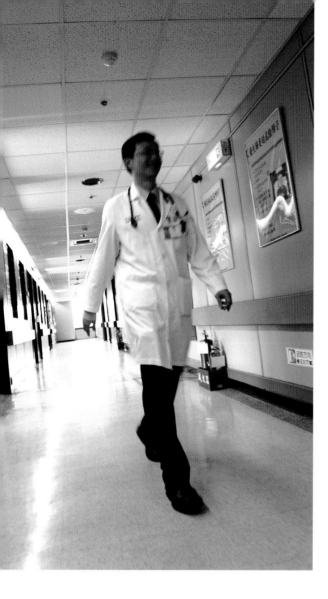

「醫師，我斷的是左腳，可是你包的是右腳……」

現在想起來我實在很厲害，當初面對這的質疑竟能不慌不忙告訴他：

「沒錯，這是比較新的方法。先固定右邊，再包左邊，兩邊一起來，這樣癒合得比較快。」

「啊？新的方法？」

「這在大醫院才有，是美國研究出來的新方法。」不能用太久，免得露出馬腳，「過三天你再回來，我幫你把右邊拆掉，你就輕鬆了。」

我們兩個人從恢復室走到石膏室。我把他扶上處理檯。

「你已經拆過一次右腳，有經驗了，應該不會害怕才對。」

「是啊，你那一次把右腳拆掉，我整個人都舒服起來。這個方法實在很好，可惜很少聽別的醫師使用。以後應該好好推廣。」他抓抓頭，「不過那次你沒有收錢一直讓我過意不去。」

我開動電鋸，一下就把石膏鋸開了。

「下來走看看。」

他把拐杖丟掉，慢慢地起身在地上走來走去：「我可以走了，真的可以走了！」他高興地叫著。

我看見外面急診暫留室起了一陣騷動。好像是截肢手術的那個病人從開刀房下來了。

「醫師，我有話告訴你。」

「等一下。」我又丟下他，往外跑。

7

「怎麼還剩一隻腳？」病人醒來了，第一個問題。

「不是說好的嗎？怎麼還剩一隻腳？」病人的弟弟也問出同樣的問題。

所有人都把目光投注到我的身上了。

「站在醫師的立場，這是可以接的腳，沒有理由……」

我還沒說完，已經被病人太太淒厲的哭聲打斷：「我們就注定這麼苦命……。」

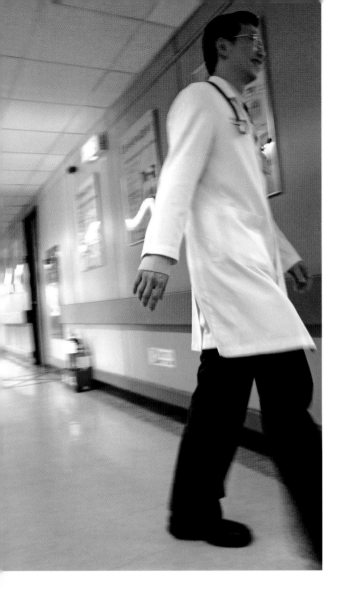

「怎麼辦呢？」這個家庭立刻陷入愁雲慘霧中。

「你為什麼不把它切掉，為什麼不把它切掉？」病人太太歇斯底里地過來抓起我的領口，拚命地搖晃。

「你聽我說，我們醫師有醫師的立場。」

「那你們有沒有想過我們的立場。你叫我們拿什麼來還債呢？叫我們拿什麼來付醫療費？」

「醫師，」病人虛弱地說，「你這是叫我去死。我這次領不到錢，下次只好死給你們看了，我看你還有什麼本事把我救起來？」

「你還敢說，你還敢說，」病人太太開始亂丟東西，抓都抓不住她，「我叫你再用力一點鋸，你就怕痛，說已經夠，你自己說，你自己說⋯⋯」

「喔！」她的皮包丟到病人開完刀的傷口上，病人痛得哇哇大叫。

8

小朋友終於醒過來了。

雖然還很虛弱，可是他終於醒過來了。我替他作了一次全身檢查。老實說，我相信他會活下去。

我對媽媽點點頭。

媽媽抓著我的手對我說：「你知道嗎？我現在知道那是對的。我從來沒有一刻失去對耶和華的信心。我知道我是對的。」

我只好笑一笑。我不知道我是不是對的。我手裡還拿著一包買來的鮮血。Rh陰性，還是很貴的那種。她從來沒有提過要輸血的事，是我自作多情。我想我自己必須消化掉那包鮮血，很貴的一包鮮血，差不多是實習醫師一個月的薪水。

9

很晚了，早過了下班的時間。急診室的人已經開始輪流吃晚餐了。晚餐不錯，有傅班長的加菜。不知道為什麼，這成了習慣。傅班長謝謝大家介紹生意。請大家多多支持，繼續愛用。

我開始覺得這是很糟糕的一天。接好了一隻腿，挨罵個半死。買了一包鮮血，去掉一個月的薪水。天空是灰色的，我的心情是藍色的。藍得不能再藍。

　　走出了急診室，那個拆石膏的病人還沒有離開。

　　「啊！你還沒走？」我嚇了一跳。

　　「對不起，我知道你很忙。我有話要對你說。不知道現在可不可以？」

　　「可以，可以。對不起，我忘記了。你說，你說，我現在一定可以專心聽你從頭說到底。」

　　「其實，我也不知道從何說起，」他從椅子上拿出一大塊東西，「這個送給你。」

　　我拆開包裝紙，是一塊匾額。寫著我的名字，還有病人的名字。中間幾個顯目的大字「骨科大國手」。

　　「你一定很忙，我只是要說，謝謝。」

　　說完他轉身就走了。

　　望著他的背影，我忽然不知該如何是好。好久才恢復過來。

　　我走到外科急診室，把鮮血丟在診療桌上。

　　「我走了，這包鮮血寄放在這裡，」我笑了笑，「晚上如果有需要Rh陰性鮮血的病人，拜託幫我賣掉。」

　　拎著一塊大國手的匾額，我覺得很恍惚，醫師這個行業太瘋狂了。我得趕緊下班。

——本文轉載自侯文詠的《大醫院小醫師》，皇冠文化出版。

（本文作者侯文詠，現為知名暢銷作家，曾為麻醉科醫生，目前專職寫作工作。）

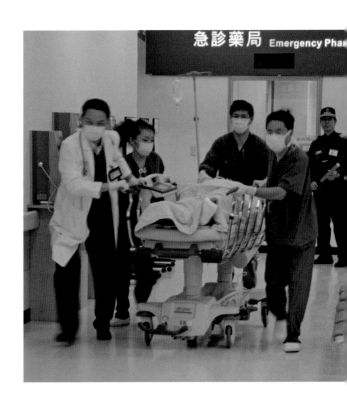

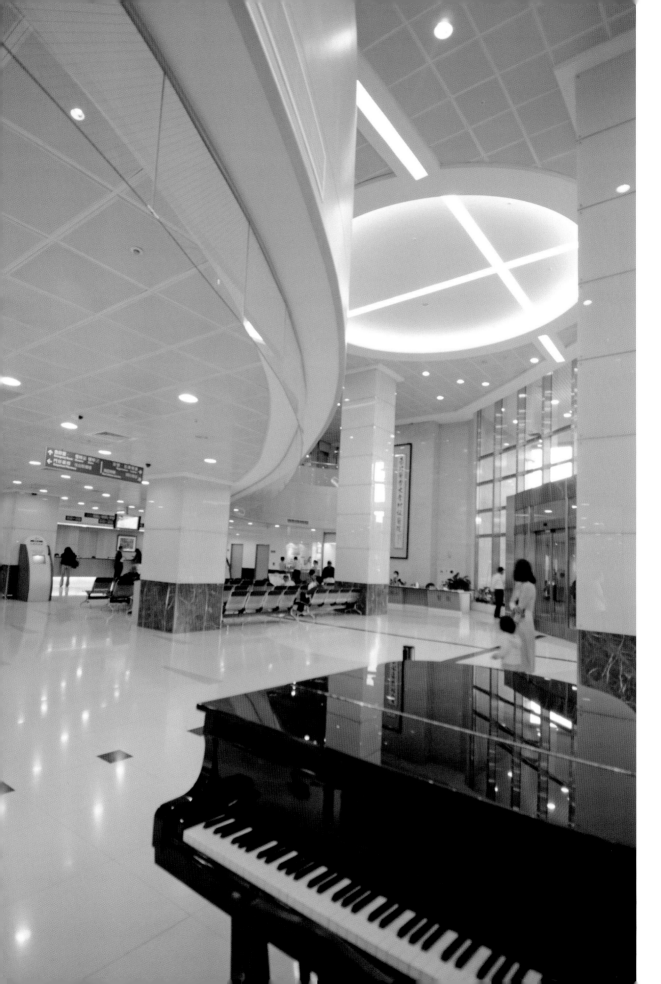

積極管理自己的健康

俞凱爾

醫生以笑容面對病患，以淺顯的表述耐心答覆病人的問題，
以真心誠意的來對待病人，真正盡到「救病治人」的天職，
體現「視病猶親」的真意。

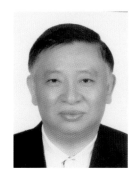

在臺灣看病非常的方便，家居四周到處林立著診所、藥房，各種成藥隨手可買得到，再加上網路的便捷，隨時上網即可查到我們想要的任何健康醫療資訊。但是我們真正了解正常的血壓是多少？正常的血糖是多少？正常的血脂肪是多少嗎？我想很多人並不了解自己的身體是否在健康地運轉，也不知道如何去維護自己的健康。直到有一天身體發出某種警訊，向我們抗議、罷工時，才驚覺自己的健康真的出了問題！

年輕時的我因工作繁忙而作息不定，從不會定期健康檢查，也忽視對身體的照顧。直到多年前因一次身體的不適，緊急回臺北就醫，才深刻體會「好運氣」、「好醫師」、「好醫療體系」三好的照護，在生病人的眼中是多麼的重要。如果不是「好運氣」，碰到好朋友千叮嚀、萬叮嚀要我第一時間趕回來看病，也許現在的我會因拖延治療而病情嚴重許多。

如果不是「好醫師」與「好醫療體系」，在當時和現在給我專業、細緻的診療與照顧，我想我的病情不會得到有效的控制，也沒有現在的穩定和健康。

21世紀的醫療照顧，是以「病人為中心」的全人照顧為主軸，醫病之間是和諧、合作的關係。醫生以笑容面對病患，以淺顯的表述耐心答覆病人的問題，以真心誠意來對待病人，真正盡到「救病治人」的天職，體現「視病猶親」的真意。

相對的，醫生對病患所告知的生理、心理狀況與注意事項，病人也應仔細聆聽且積極配合。醫病雙方的理解、溝通、合作才能使醫療資源發揮最大效力，幫助我們趕走疾病，擁有健康。

總之，健康是現代人自身應最關心的議題，要積極的重視自己健康的維護，積極的管理好自己的健康，未來的人生才可快樂的「活在當下」。

（本文作者俞凱爾；現任日月光半導體股份有限公司公共事務部副總經理、日月光基金會執行長暨視元素股份有限公司董事長。曾為多家傳播事業公司之負責人及廣播電視節目製作人，製作過許多膾炙人口的電視節目。）

病床際遇的深刻反思

姚志誼

但我感受到阿嬤對生命的不再眷戀，
這是頭一回我見阿嬤看病，也是頭一回我見阿嬤住院。
然而，這也是最後一回我見阿嬤開口說話。

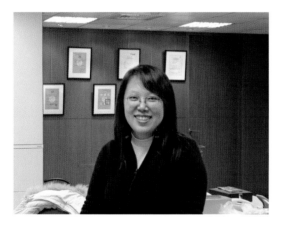

人一生，怎逃離得了生老病死；人一輩子，又奈何必須接受親人離別的點滴。然而，最想藉由文章表達心聲的人，也許再也起不了身，也許再也無法讓人了解她身為病人的心聲，也許再也改變不了這為了政策而動亂的醫療體態。

於是，我想藉此代筆；這一篇〈病床際遇的深刻反思〉主角不是我，而是已經無法起身陳述心聲的她——我的阿嬤。即便自己並非當事人，但我相信伴著急促的喘息聲與黯淡的眼神，絕非僅僅刻骨銘心而已。這叫人難以忘懷的，是我親眼所見卻無法改變的一幕——病床際遇。

三年半前的半夜，阿嬤讓突如其來的腹部疼痛弄得滿身是汗，妹妹隨即叫醒爸媽，一家人趕緊帶著阿嬤到霧峰唯一的醫院掛急診，醫生診斷是胃發炎，開了消炎藥要阿嬤帶回家，隔天阿嬤情況並未改善，爸爸再度帶阿嬤到同一家醫院就診，雖然不是之前急診的同一位醫生，卻得到相同的診斷。

一直等到下午六點多，爸媽看平時健康的阿嬤，全身冷汗直流，神情變得與平日大不相同，隨即帶著阿嬤到臺中的大醫院作檢查，還記得阿嬤當時是走著進醫院急診室，在人來人往的走廊上，已經疼痛超過二十四小時了，她躺在流動病床上，身體不適地急促喘息，帶有雜音的呼吸聲，更叫旁邊的家人不知所措，只能不斷地去拜託護士及醫生過來看一下，但直到阿嬤全身虛脫，才有醫生趕過來。

醫生隨即開出病危通知，這才趕緊幫阿嬤作腹部超音波與檢查，最後的診斷為「急性胰臟炎併發腹部嚴重積水」，當天晚上就將阿嬤送進加護病房（ICU）。

聽到阿嬤生病的消息，天一亮，我就從臺北衝回臺中，好不容易捱到加護病房

探病時間，我在加護病房門口快速地換上隔離衣，慢慢走到她身邊，強忍著眼淚，阿嬤卻虛弱地問我，「吃飯了沒？」「怎麼沒在上班跑回來？」這是她跟我說的最後兩句話。當天晚上，阿嬤因無法自行呼吸而必須插管，因此無法說話，也因為阿嬤想要拔掉插管而被護士將手綁在病床邊。

每當我有疑問想要請教醫護人員，她們總是來匆匆、去匆匆，在與家屬的討論會上，不斷出現的英文術語，讓我們完全聽不懂、也不敢問，深怕得罪了醫護人員，阿嬤就不能得到最好的照護，只能一而再、再而三的拜託醫生和護士，好好的照顧她。

每天強忍著眼淚，看著腹部日益腫脹的阿嬤，我好恨自己為何不能分擔她的痛苦，但高齡九十二歲的阿嬤，即使身上插滿了管子，卻以寫日語和用手比劃的方式，堅強地告訴我們，她要開刀。

然而外科醫師卻以阿嬤年紀太大，不敢接下這個刀為理由，只為她作消極的治療，讓阿嬤的生命在病床上一點一滴的消逝。最諷刺的是，爸爸回到醫院申請阿嬤的死亡證明時，一位照顧她的實習醫生告訴爸爸，其實阿嬤開刀的存活機會有五成。

從不懂醫療生態到成為醫療產業的研究者，每當我看著跟醫療產業相關的書籍、論文、研究報告，與全民健保相關的政策文件、研究計畫，再看到報章雜誌刊登許多跟阿嬤一樣的病患，在現今醫病資訊不對等的情況下，承受著許多疑問與委屈，直到生命終了。

我多麼希望自己能改善臨床醫療人員的態度；多麼希望臨床醫療人員不要吝嗇其專業，可以多給病人一句解釋；多麼希望臨床醫療人員可以多給病人一點了解的空間；多麼希望生病的人不要只是被當成病人對待；多麼希望醫院在因應政策與尋求生存競爭力的同時，可以多給病人一點尊嚴，這一切……僅僅是醫界為了政策、醫院為了健保費、醫療人員為了達到評鑑要求之外，身為病人與病人家屬的一點點奢望。

（本文作者姚秀韻，現為國立中山大學中國與亞太區域研究所博士候選人。）

仰望天使的降福

紫林

醫生以其專業知識、人格素養、行為約束，
善盡其對病人乃至社會責任；
而病人和社會則以有形的報償、無形的尊崇，
讓醫生感受對他人有用的喜樂與滿足為回報。

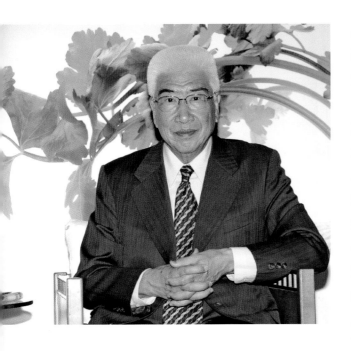

成書於公元前兩百年的天主教經典《德訓篇》，在論及醫學倫理時，指出：「應尊敬醫生，因為他是非有不可的，也是上主造的；醫生的學識使他抬頭，在偉人面前備受讚揚。」從古至今，從東方到西方，醫生都是人類社會不可或缺，以豐富的知識、高明的技術、深厚的愛心，為

身心陷入痛苦的人，提供細緻貼心的服務，以幫助他們重拾健康，或得到喜樂平安的貴人天使。

從最早的《漢摩拉比法典》、《希波克拉底誓約》、《印度醫者誓約》、《阿沙弗醫者誓約》、《美國的醫學倫理原則》、《國際醫學倫理法規》、《日內瓦宣言》，至今日許多有心人士試擬的《臺灣醫生誓約》，所規範的雖然都是醫生，但也反應出醫病關係是雙向的，相對的交流。醫生以其專業知識、人格素養、行為約束，善盡其對病人乃至社會責任；而病人和社會則以有形的報償、無形的尊崇，讓醫生感受對他人有用的喜樂與滿足為回報。

近年來社會變遷急遽，講求效率與利潤，誘使醫療服務商業化；健保制度的實施，讓醫療走向企業化，使醫病關係變成主僱關係，導致醫療倫理的崩解，醫生與病人關係冷淡。一個人去尋求醫生的協助，是因為他是一個病人，正遭到來自三

方面的痛苦。一是因生理的疾病引起的身體上的痛苦；二是因人際、工作、經濟等壓力導致精神上的痛苦；三是因人與自然與神聖意義的疏離，存在的焦慮與生命意義的茫然，自覺到靈性上的痛苦。

因為人的心理和生理是不可分的，所以病人心中的醫生，是除了能解除肉身上的病痛之外，還能從精神、靈性層面給予醫治。病人盼望得到的是「整全治療」，將病人視為有人性尊貴的、心身相關不可分割的全體。醫生的責任是恢復病人原來有，後來失去的健康狀況，恢復其機能上的健全；進而將其未曾擁有的功能建立起來，讓其得到完全。

在病人與醫生互動的過程中，痛苦在身的病人，期盼的是：不分貧富、階級、種族，不被歧視；不要因為無知、錯誤、失常行為被譏嘲，要同情的理解。耐心的傾聽病人的敘述和祈求；對病人將施行的治療過程和預料結果，請明白告知；如果你無法治療，也請坦白說明。請尊重病人的隱私，尤其是對於女性，要特別尊重。

對於稀少性的醫療資源要珍惜使用，對健保制度的限制規定，要加以解說，並設法取得替代的辦法。維護個人的健康，是個人自己應盡的責任。在這方面要對病人提供可行的建議，並給予鼓勵。痛苦中的病人希望從醫生那得到紓解、信心、溫暖、感受到生的可貴和喜樂。

病人對醫生要尊重、要信賴、要誠實、要遵其囑咐、要感激；對醫生在現實條件下的處境要給予同情與理解；還要珍惜寶貴的醫療資源，並且對自己的欲求要節制。

（本文作者柴松林，現任臺灣觀光學院董事長、環境與發展基金會董事長，並為國內多所大學教授，消費者文教基金會、新環境基金會、第一社會福利基金會、鍾理和文教基金會等公益組織創辦人。）

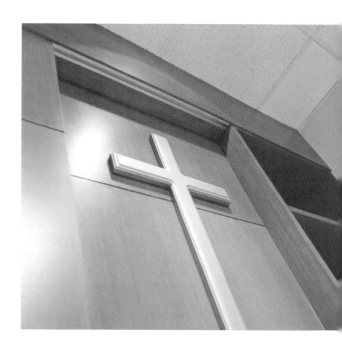

「博學弘仁」的好醫生

馬鶴凌

作好醫生和好宰相是同樣的重要，
是同樣被尊敬。
因為良相、良醫都是救人濟世的！

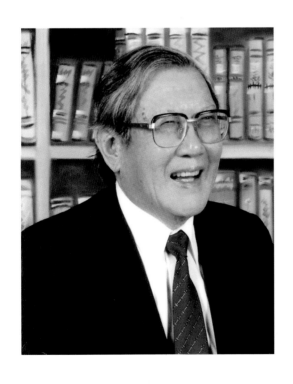

中國人幾千年來對醫生非常尊敬，家喻戶曉：「不為良相，便為良醫。」認為作好醫生和好宰相是同樣的重要，是同樣被尊敬。因為良相、良醫都是救人濟世的！

我於民國三十六年帶青年軍來臺灣，駐兵臺南，記得當時臺南市中國國民黨黨部主任委員，就是一位德高望眾的醫生；民國四十年再來臺灣，臺北縣民選的縣長是戴德發醫生；四十六年臺北市選市長，學法的黃啟瑞先生與學醫的周百鍊先生參選，周先生和我同住廣州街，我一家八口都是周先生免費看病，我還是以「不為良相，便為良醫」兩句話勸周先生退讓，後來黃先生當選，並再競選連任。這說明良相、良醫，都以專業、敬業為「好」。

後來臺灣社會價值觀念轉變，一般家長多希望子女學醫賺大錢，希望女兒嫁醫生，對醫生救人濟世的功德反而不重視了，青年人熱門學醫，也多不是為了這崇高偉大的功德，醫生收病人紅包，也越大越好。這一價值觀念的轉變，影響一般人對醫生的風評極大！

我近十幾年內因急性心肌梗塞、急性

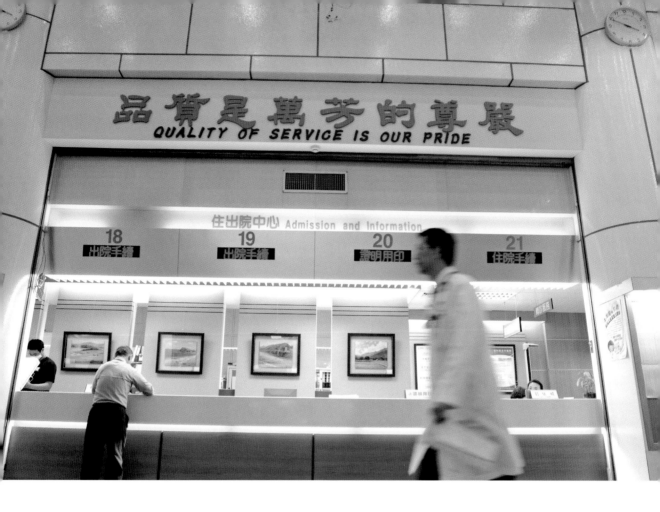

肺炎及體檢，接近不少醫生，都覺得醫德醫術非常好，細心、親切、周到，因家在萬芳醫院附近，一家人都在萬芳看病，心臟內科主任陳保羅博士每月都要為我兩夫妻看病處方，我在健康愉快生活中，甚為感激！

每去萬芳，見到大廳標語，「品質是萬芳醫院的尊嚴」即肅然起敬，無以為謝，我寫一副名聯相贈：

「保健強身，惠人淑世；羅今網古，博學弘仁」。

中國士大夫幾千年來共同的信念是「士不可以不弘毅，任重而道遠，仁以為己任，不亦重乎？死而後已，不亦遠乎？」中國人習稱醫為「士大夫」，大致也就是這原因。因此，我贈邱院長文達一副名聯：

「文覺慧靄，博學弘仁濟世，達德輝煌，長才韌績名時」。

醫生只要是為了「弘仁」，推恩、博愛、「視病如親」、不計名利，就一切都「好」了。

（本文作者馬鶴凌，曾任中國國民黨考紀會副主任委員、中國國民黨臺北市黨部副主委。）

設身處地了解需求

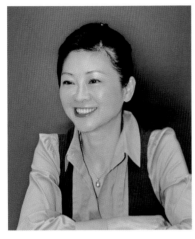

高偉君

我更深深體會到「關懷生命」、
「民胞物與」的精神與態度，
才是跨越醫病鴻溝的不二法門，
也就是設身處地先從了解民眾的需求開始，
再給予最適切、最優品質的健康服務。

從事醫療公衛業務將近二十年，雖然曾經在醫政課長的十年工作中處理了上百件的醫療糾紛，但始終還跳脫不了自己是個「醫生」的角色。

在醫學倫理中常提到「視病猶親」、「感同身受」等，充其量還都只是醫生的觀點而已，而上次北市邱小妹妹事件中，我更深深體會到「關懷生命」、「民胞物與」的精神與態度，才是跨越醫病鴻溝的不二法門，也就是設身處地先從了解民眾的需求開始，再給予最適切、最優品質的健康服務。

談到幾次與萬芳醫院的接觸，林顧問是我到任當天第一位與我接觸的醫療機構代表，當時就讓我強烈感受到萬芳深耕社區的誠意與用心；第二次與萬芳醫院接觸則係透過社服室蔡主任與志工交流；第三次則是本人偕同仁一起拜訪邱院長，希望能有更多的合作（包括篩檢及個案追蹤等），那時我即折服於院方的管理成效，包括院內在健檢業務的規劃與動線安排上，舒適專業且人性化的設計令我印象深刻，接著就是看到媒體報導院方通過「醫學中心」評鑑升格的消息，雖然一切順理成章、水到渠成，似乎都在期望中⋯⋯。

但最近一次的衛生局所組織修編說明會中，有一位志工朋友反應，為什麼升等後的萬芳醫院只看到掛號費上漲，而不見服務品質的提昇？突如其來又那麼直接的問題，雖然讓臺上的市醫代表及衛生局長官有些錯愕，畢竟萬芳並非市醫整合的成員之一，但臺上代表仍然趕忙補上：「雖然評鑑是經過專業團隊的認證，不過我們還是會站在地方衛生主管機關的立場加強監督」。

當時，一番場面話解除了尖銳的問

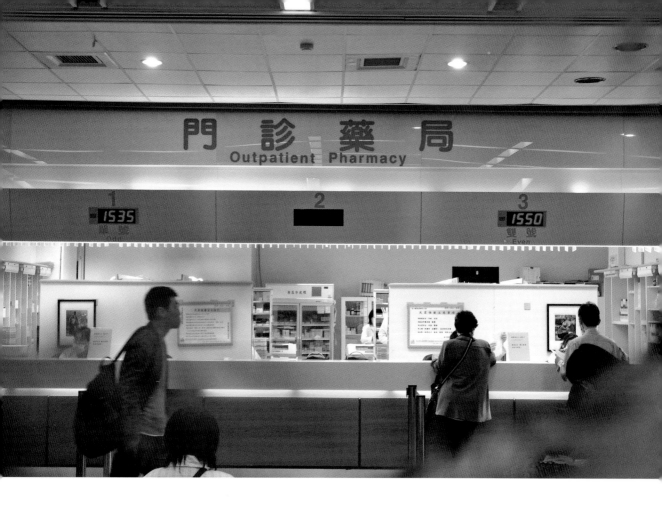

題，但我卻輕輕撿起這個疑問放進心中，原來民眾不了解醫學中心、區域醫院或地區醫院的差異在哪裡，他們所要求的只是一個親切高品質的醫療照顧和可接受的「價錢」。

從一個單純的顧客抱怨，有時也能給引領權威習慣的醫生些許啟示，每天周而復始的與病人作第一線接觸，是否已失去仔細觀察或聆聽的能力？除了醫「病」之外，還是可以多用點心作個醫「人」的上醫。

最後，我還是從自己的就醫經驗，談談我的就醫三原則：1.醫術。2.就醫流程（掛號→領藥）。3.機構的形象及信譽。嚴格地說，醫療團隊的專業程度還是我最優先考量的。

總而言之，提供服務的一方，只要不斷地提昇專業技能與親切的服務態度，就得以立竿見影掌握先機，不論是醫學中心或基層診所甚至健康服務中心亦然，惟有貼近病人需求，走入社區，給予「可近性」（continuity）、「連續性」（Longitudinality）、「周全性」（comprehensiveness）、「協調性」（coordination）的社區醫療照顧，才能實現打造健康城市的願景。

（本文作者高偉君，現任臺北市衛生局醫護管理處處長、前文山區健康中心主任。）

服務人生，樂此不疲！

康义赣

以愛心對待世人，
以溫馨、真誠的手與人握手。
保持一顆施予的心，與敢做的勇氣。
留給後來者肥沃的土壤。

2007年的國慶，雲林縣長蘇治芬向我提及縣內醫療資源缺乏及分布不均的問題，我透過臺北市雲林同鄉會的號召，年底就組成醫療服務團，回到故鄉為古坑、莿桐、水林、四湖鄉等地義診，吸引近千名鄉親來就診，並發現沿海鄉親普遍有高血壓、骨質疏鬆等問題。

除建議衛生局加強追蹤外，也將當地患者轉介給在地醫院以繼續治療，而同行的醫療群還有臺大醫院骨科主任蔡清霖、北醫內科主任廖學聰、仁愛醫院醫師李熹昌及蘇明圳、廖學謙、王茂生、張樹福等醫師。

這次義診，的確成功地將北部醫療資源回饋給雲林鄉親，今後將持續地推動這樣的醫療服務。

我開創仁康醫院已三十多年，一直秉持著醫院宗旨：「視病猶親，人溺己溺之精神」，希望能時時守護民眾的健康，隨時為民眾解決急慢性病痛，並要求全體的工作同仁以同理心來對待病人。在行醫之餘，我選擇參加各種民間組織，來開拓視野、了解社會脈動，加入國際扶論社，就是因為其以「關懷他人、幫助他人」的「服務精神」與我的創院宗旨十分相符。

沒想到竟意外接下了2001~2002年度3480地區的總監之職，當時家人不盡支持，內心也頗多掙扎，如：地區總監要做什麼？會花多少時間？費用的開銷？我能繼續照顧病患嗎？……在一連串的問號背後，我還是遠赴美國阿拿罕接受為期兩週

的魔鬼訓練營，期間必需急速吸收各種讓我嘆為觀止的國際組織訊息和運作模式。

這一年的總監任期，必須在短時間內建立多項運作制度、舉辦各種活動，以展現地區的形象與活力，所以同時也激發了我內在的無限潛力，這對我日後接掌臺北醫學大學校友總會長時裨益不小。

雖然我只是選擇以最基本的「真誠」、「熱情」、「務實」、「勇於付出」的態度，來參與各種活動、扮演橋樑，進行多邊互動，卻建立各項相關制度、健全了財務，還成功的凝聚了校友的向心力。

這些看在許多醫療同業的眼中，真是「不務正業……」，但醫生並非只能在醫院裡，才能服務人群，這是我衷心的想法，所以我以「扶輪精神」中的幾句話，來詮釋我此時的心情：

以愛心對待世人，以溫馨、真誠的手與人握手。保持一顆施予的心，與敢做的勇氣。留給後來者肥沃的土壤。……

（本文作者康義勝，現任仁康醫院院長、臺灣社區醫院協會理事、臺灣私立醫療院所協會監事、臺北市雲林同鄉會理事長〔2008-2010〕、臺北醫學大學校友總會會長〔2005-2007〕、臺灣拇山醫友會理事長〔2008-2010〕、國際扶輪中華民國總會副理事長、國際扶輪第3480地區前總監。）

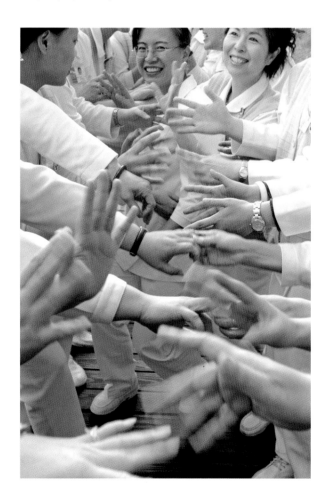

醫學尖端科技與婦人蒙古大夫

張雯玲

我頭暈的問題雖已獲得改善，
但有時還會出現冒汗與心悸，我想症狀難所以難以根治，
部分原因可能來自對症狀難以清楚描述，
甚至不知道要去看哪一科，由我自身的經驗，
深深感受到我們對自己身體了解的重要性。

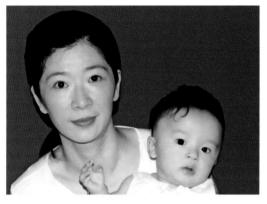

我是一名高齡產婦，四十一歲生完第一胎，剖腹生產的麻醉針讓我腰痛達一、兩年之久，我感覺自己氣血不足，總是頭暈，走路總是飄飄然。

自己產後如此，出生的孩子也頻出狀況，記得孩子出生剛滿三個月，腦後突然長了個大膿包，因為疼痛，成天哭鬧不已，晚上無法躺下，只能趴在大人的胸前短睡，跑了幾次急診室，年輕的實習醫師似乎難以診斷，連續換了幾家醫院，發現沒有一份診斷是相同的，最後我母親難耐醫院的奔波，請來了一位七、八十歲的老婦人前來幫新生兒「看診」，老婦人說孩子是受了「胎毒」，母親心疼孩子，狠狠罵了我一頓，怪我懷孕時沒有吞下她買來的兩瓶中藥。

孩子在母親對我的埋怨中康復，孩子康復的原因至今成謎，只知孩子沒有再上醫院看診，也沒有吃任何西藥。孩子在五歲之前，除了感冒發燒上醫院之外，其他的問題，幾乎都是我母親「土法煉鋼」，不是請來「老婦人蒙古大夫」，就是由她自己自行診斷，她的強勢讓我很無奈，但民眾不全然相信醫院與醫師，這卻是一個不爭的事實。

記得孩子上幼稚園大班，有一陣子老師常常打電話給我，老師說孩子注意力不集中，不願意理人，院方無法了解孩子到底出了什麼問題，轉而與父母溝通。

我先生對孩子做了短期觀察之後，下了「孩子耳朵出問題」的結論，並堅持孩子一定要看診。帶著孩子看了兩、三家耳鼻喉科醫院，醫生一致認為「孩子的耳朵沒有問題」，這樣的診斷卻無法取信於我先生，他要我向當時新光醫院洪清福副院長求助，堅持要找到好醫師看診，經過副院長的協助，找到了梁醫師。

當孩子第一次看診，梁醫師說：「孩子似乎從未清過耳屎，耳屎已嚴重塞住耳洞，根本看不見耳膜。」這樣的診斷，比對前幾位醫師的診斷，身為家長的我們，真是情何以堪？

孩子經過幾個禮拜的時間才清出所有的耳屎，梁醫師終於看見孩子的耳膜，並診斷出孩子有嚴重的中耳炎，孩子的內耳積水、積膿的時間已超過半年，必須進行導管手術。術後，孩子在學校恢復了注意力，喜愛生態的他，已能分辨大自然中昆蟲輕微的叫聲，事後回想，如果不是他的爸爸如此的篤定與堅持，如果不是洪副院長的協助，後果真的不敢設想。

九十五年十一月我父親發生嚴重車禍，當警察趕到車禍現場時，父親躺在路邊，呈現昏迷狀態，送至基隆某大醫院，父親已經清醒，經過急診室醫師的Ｘ光診斷，醫師說：「因車禍動到頸部骨刺，沒有大礙，回家休息即可。」但父親從診療檯起身，卻舉步維艱，疼痛不已，回家的那個晚上，只見一生堅毅的強人不停地低吟，痛到頻頻哭泣。因為誤信醫院的Ｘ光診斷，父親經過好幾天的痛苦折騰，病情未見好轉，最後我只好打電話求助於當時萬芳醫院的邱文達院長，父親送至萬芳醫院時，已經接近深夜十二點，邱院長犧牲休息的時間，匆匆從家裡趕來，他看完核磁共振的電腦資料之後，發現父親頸部的第五、第六節脊椎幾乎被撞斷。

邱院長與其他醫師親自為父親操刀，如今父親已完全康復，一個七十四歲的老人遭逢如此嚴重的車禍，能碰到貴人，能從鬼門關回來，是天下最最幸運的人。

父親住院期間，我們對邱院長的醫德醫術及萬芳醫院的優質管理皆留下極深刻的印象，父親至今對邱院長的恩情還念念不忘，我們皆認為邱院長是我們一家人的恩人。父親到現在還是會定期到萬芳醫院掛邱院長的門診，有了信任的醫師與醫院，他心裡像吃了定心丸。

至於我的症狀，還是不時出現，我頭暈的問題雖已獲得改善，但有時還會出現冒汗與心悸，我想症狀之所以難以根治，部分原因可能來自我對症狀難以清楚描述，甚至不知道要去看哪一科，由我自身的經驗，深深感受到我們對自己身體了解的重要性。

如何讓病人有基本的醫學常識，可以清楚地向醫師描述自己的症狀；如何拉近醫病關係，治病期間作良好的配合；如何讓民眾有運用醫療體系的常識，避免醫療資源浪費；如何讓醫院經營者有良好的經營理念，讓醫師有正確的診斷及愉悅的看病心情……醫病之間的「介面」，其中還有很大的空間，需要更多的努力。

（本文作者張雯玲，為臺灣醫療建築暨醫務管理交流協會、臺灣杏林人文發展協會前執行秘書。）

關懷他人，忘卻己痛

許倬雲

凡此新出現的醫生與病人互動課題，
都將挑戰人類承襲了數百年、數千年之久的價值觀念。
我們亟需重新思考當今社會
可以共同持守的人生價值與社會倫理。

我罹患先天性畸形長達七十五年，與近五十年前幫我治療的兩位老少醫生，產生美妙的互動，即使到現在，老醫生已經不在世，我與當年的助手在耶誕節還會互相問候，分享當年屬於我們三人的共同回憶。

回想說，當年開刀時，由於腳必須高懸，晚上幾乎不能睡覺。住院醫生發現我的情況，每天再忙也會抽空來看看我，陪我聊天，並詳細解釋治療方式，讓原想自殺的我心理壓力獲得紓解。

另一位令本人感動的是之後為我開刀的醫生，當年已大名鼎鼎，但在替我動手術之前，率領全體醫護團隊到我的病榻前，雙手握著我的雙手說：「年輕人，現在是上帝透過我的手替你治療，請讓我們一起禱告」，讓我感動莫名。

當兄弟姐妹都去美國留學了，在那個時候曾經想過，我經歷了二十七年殘疾，大概以後沒有什麼苦不能承受的了，沒想到後來還有五年的時間住在醫院裡受更大的苦。

在美國，曾經有過五年的時間只是住在醫院裡，開過五次刀，都是全身麻醉的大手術。當時，一隻腳吊在半空，就是想自殺也無法移動，只能呆呆地看著葉子紅了又綠，綠了又紅。

但是在這五年中住在病房，目睹還有比我更痛苦的病人，我學會了從關心別人的痛苦中而忘卻了自己的痛苦。我感受到了單純的人與人之間的真誠快樂。從畢生的學術研究上，也學會了「誠」與「敬」。

誠，就是不能撒謊；敬，就是不能偷懶，人家是對的就要相信人家。

如文天祥臨終在衣帶上所寫：「唯其義盡，所以仁至」，只有把義理行遍，然後才會進入「仁」的境界。這個說法真是

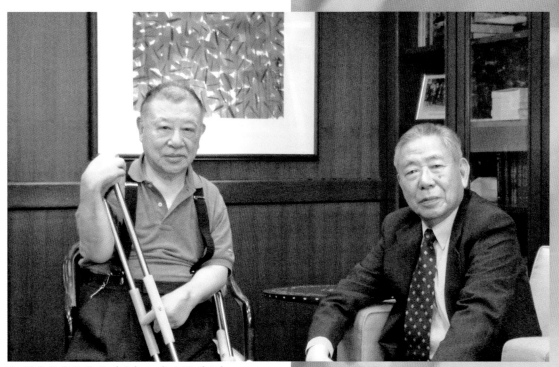

▲ 圖為作者許倬雲（左）、李亦園（右）。

好極了！孔老夫子常常把仁說得好神秘，文天祥的這一說讓我明白了許多。

我以為，醫療工作者，面對的都是生命問題。生命的意義：凡屬有生之物，能有新陳代謝，均有生命。有人雖已腦死，但仍能吸收維生系統輸入的營養，維持其基本的生態，則仍是活著的生命體，這是生物學可以理解的定義，因此醫療界有「植物人」的名詞。緊接的問題，卻脫離了人群，「人」的意義，又如何落實。

凡此新出現的醫生與病人互動課題，都將挑戰人類承襲了數百年、數千年之久的價值觀念。我們亟需重新思考當今社會可以共同持守的人生價值與社會倫理，中國文化傳統中，有關生命的觀念，對我們還是很有意義。

（本文作者許倬雲，現任中央研究院院士，曾任美國匹茲堡大學榮譽教授。）

醫療服務，安全第一！

許銘能

多年來政府透過行政管理、督導考核、醫院評鑑等方式，
提昇醫院的照護品質，保障民眾就醫的權益，
然因疏忽所造成醫療不良事件仍時有所聞……
站在政府及個人的立場，如何維護病人在醫療照護時的安全，
已是責無旁貸的責任。

2002年臺北縣土城市北城醫院發生打錯針致死事件震驚全國，讓醫療院所病人安全問題引發國人及政府的重視及討論，也造成民眾對醫療服務的不信任，而近年來醫療糾紛之案例更是層出不窮。

臺北縣政府衛生局接受民眾陳情的醫療糾紛案件，已由2001年十三件增加至2004年三十七件，在調解過程中發現多數為醫病溝通不良所引起的，但仍有少部分因疏忽而引起的醫療不良事件。

多年來政府透過行政管理、督導考核、醫院評鑑等方式，提昇醫院的照護品質，保障民眾就醫的權益，然因疏忽所造成醫療不良事件仍時有所聞，不但未能將疾病治癒，反而造成更大的傷害，且相同錯誤一再重複發生，對無辜的民眾真是情何以堪。站在政府及個人的立場，如何維護病人在醫療照護時的安全，已是責無旁貸的責任。

臺北縣共有六十四家醫院，其中大多為地區醫院，其醫療品質問題更需加強關注，2003年在控制SARS疫情後，即帶領衛生局同仁展開輔導各醫院推動病人安全工作。

首先聘請學者專家成立臺北縣醫療安全作業推動委員會，著手指定八家醫院研訂醫療作業安全事項，撰寫作業規範手冊，經推動委員多次審查共編印三本手冊，供醫院規劃院內病人安全工作時使用。

為使各醫院了解並配合推動各項病安工作，2004年委託北縣九家醫院，依各項病安項目辦理研習觀摩，並親自拜訪各醫院院長請其全力支持，派員參加研習觀摩，同時要求各醫院擬定各自作業安全檢查表，據以落實執行。

執行過程中又聘請專家前往各醫院進行輔導及評值，實地了解醫院執行的困難及成果，最後並邀請績效卓著的醫院發表執行成果。各醫院在推動的過程中，多能依照作業規範手冊修改相關作業流程，但仍有部分醫院因規模較小人力缺乏，難以

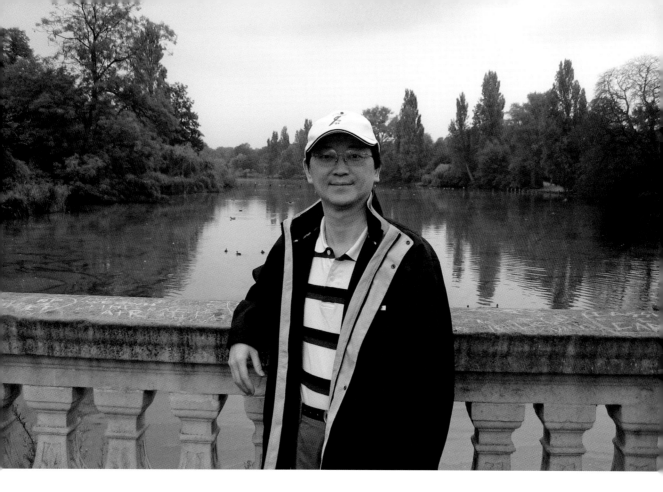

有效落實執行。

　　經過一年多來的輔導推動下，無法了解醫院病人醫療不良事件發生件數是否減少。過去若發生病人安全事件，醫護人員多半不願意提報出來檢討改進，可能讓錯誤一再發生，而重大醫療不良事件的暴發，也只是冰山的一角。

　　衛生局於2005年開始配合醫策會規劃建構醫院醫療不良事件通報機制，希望各醫院建立良好的通報制度，並就不良事件之發生原因進行分析檢討，研擬有效防治策略，改善作業流程。但多數醫院仍不願將案件通報至衛生局，擔心遭到衛生局的懲處。為鼓勵各醫院通報，除保證不會懲處外，並針對通報醫院，聘請專家協助指導改善病人安全相關措施，進而減少不必要的醫療糾紛。

　　醫療是救人的事業，不可因一時的疏忽而造成無法收拾的傷害。以個人從事公共衛生工作多年的經歷，未來將持續以預防重於治療的理念，與醫療院所共同努力保障民眾就醫的安全。

（本文作者許銘能，現任臺北縣政府衛生局局長，曾任臺北縣政府衛生局副局長、基隆市衛生局副局長、社團法人臺灣髓緣之友協會理事長、行政院衛生署保健處科長。）

忠實溝通

郭耿南

最近醫學知識及資訊增加太快，
一般醫學教學的課程變得非常繁重，
而無法在人文方面有所薰陶。
基礎醫學的教學不提醫病關係，
科技的進步使醫生注重技術
而忽略人與人之間的關係……

五年前當我離開工作三十年的Rush大學醫學中心時，最捨不得的是我的小兒骨科病人，回憶多年來我看著他們長大的熟悉面孔，就如同我生活中的片段，他們的父母及家人也都是我的好朋友，有些病人長大成家當了父母親之後，還會帶他們的小孩來看我，因為他們知道我會給他們最好的關心及治療。

醫病關係是醫生和病人之間互相建立起來的，醫療品質應該包括技術、學術方面與醫病關係，在美國，醫療糾紛最大的因素就是醫病溝通不良。

最近醫學知識及資訊增加太快，一般醫學教學的課程變得非常繁重，而無法在人文方面有所薰陶。基礎醫學的教學不提醫病關係，科技的進步使醫生注重技術而忽略人與人之間的關係，大的教學醫院重

視疾病的治療而忽略了「人」，住院醫生的培訓也忽略了「人」。以臺灣一般醫生看病的時間根本談不上有好的醫病關係，電視劇裡的「Dr. Marcus Welby」在現代的社會裡已經不見了。

一個好的醫生除了擁有醫療專業外，還必須有其他良好的嗜好，做人要負責、可靠，必須誠實但不會唯唯諾諾，了解並承認自己能力的極限，對自己所從事的事業及作為感到自豪但不忘謙卑，除了要維持每天作業的穩定性外，必須擁有良好的人際關係技巧，對「人」關心、傾聽病人的問題，仔細的思考病人的需要，工作的目的永遠以病人的福利為第一考量。

美國Institute of Medicine在2003年出版的《健康專業教育──邁向品質之路》（*Health Professions Education: A Bridge to*

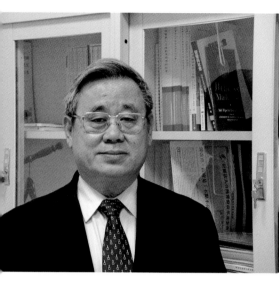
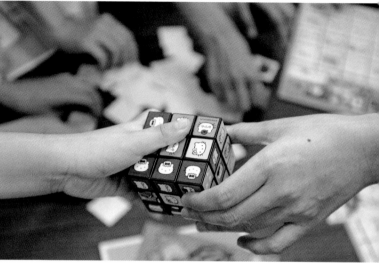

Quality）提到專業精神（professionalism）為醫生五大的必要項目之一。美國住院醫生評鑑委員會（ACGME）在2003年提出住院醫生培育應達成的能力共六大要點，其中有一項是「專業精神」，不但包括專業知識的取得，並含有一個專業從事者應有的態度，譬如對病人的關心以及應有的態度，這包括醫生對待病人的行為及表現，是否符合病人和民眾給予醫生的信任。

一位醫生對病人要「治療」（cure）也需要「照護」（care），照護的重點應在和病人之間的關係，在此我要提到「利他主義」（altruism）。利他主義的定義應是比較內蘊，包括職業的價值及態度，利他主義在醫學教育很少提到，過去由於病人的無知，對不見效率的治療也會充滿感激。

但現在由於醫學資訊發達，教育程度提高，病人的家屬對於治療效果的要求及期待也相對提高，加上媒體的誇大報導，引起公眾對奇蹟的期望，醫病關係需要建立在醫生及病人之間的忠實溝通，以及互信的基礎，但因為現在醫學的複雜性、片面性及非人性的科技進步，常使溝通形成困擾，也因此在這醫事專業人員、公眾與媒體之間互相不信任的大環境下，利他主義行為對醫界成為很重要的觀念及行為規範。

（本文作者郭耿南，現任國家衛生研究院衛生政策研究組主任、行政院衛生署「專科醫師制度暨繼續教育諮議委員會」委員。）

主動關心，舒緩病情

陳玉珍

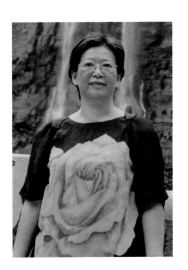

醫生在面對受傷的生命時，
需要病人更詳細的訴說病徵，
需要更仔細的了解病情。
良好的醫病關係，
醫生和病人都有責任共同負擔。
如此一來，看病就不再是令人擔心的事了。

「好一點沒有啊？不舒服的話還要繼續觀察喔！」

「陳小姐，你的眼睛凸凸的耶，還是趕快再治療看看啦！」

院裡醫生對我關心的招呼聲此起彼落，此刻的我不再感到醫生高高在上的權威，取而代之的，是一種生命共同體，彼此都關心生命的感受。

同樣的情形不只發生在我身上。我的母親之前總是常跌倒，腿上大大小小的瘀傷，做子女的我們看了，只是心疼但是卻不明所以。

「歐巴桑，你這樣常常跌倒，可能頭腦有問題喔！」

洪醫生在仔細檢查之後，發現是巴金森氏症，就在洪醫生這般主動出擊，為母親及我們提早為巴金森氏症做抗戰準備，家裡的生活總算又回到軌道，心裡也感激醫生的積極。

在醫院從事志工隊已經有十年的歷史，我看見許多病人愁雲慘霧地從醫院門外進來，也有許多病人健康開心地走出醫院，他們在意的其實不只是自己的病情而已，更需要的是醫生的主動關心和彼此良好的互動。

十年下來，我感受到醫生誠心誠意為病人服務的例子在不斷增加。而醫病關係，也因為醫生和病人的互動增加，也是越來越好。我個人覺得，很多醫療糾紛的發生，其實不如報紙媒體寫得那麼誇張，但追根究柢，我想通常是因為大家都沒有為醫生的立場想一下。

「付錢的是大爺」的觀念漸漸也被民眾拿來對付醫生，但是醫生面對的可是我們的生命啊！不只是一種物品的交易，我

們面對的不只是買賣關係而已！

「我們掛號進來那麼久了，醫生都還沒來看我們，一定是醫生在摸魚，怎麼現在醫生都這樣。」在大醫院看診的病人常常都有這樣的抱怨聲，而我真的很想為醫生澄清一下。

親愛的病人們，你能想像也許醫生們正在為急診病人和病魔爭取生命嗎？你知道他們有可能是在為病人開刀，為了做更仔細完美的治療，而多花了一些時間去處理？也許他們正在開會，為的是病人的權益，想讓來就診的病人都能獲得更好的照護。這幾個理由的確就是造成讓您久等的原因，但讓您多花的那些時間，醫生們都沒有浪費。

病人在面對自己罹患疾病時的徬徨無措，需要更多的關心和醫生的鼓勵。醫生在面對受傷的生命時，需對病人更詳細的訴說病徵，讓其能更仔細的了解病情。良好的醫病關係，醫生和病人都有責任共同負擔。如此一來，看病就不再是令人擔心的事了。

（本文作者陳玉珍為資深志工。）

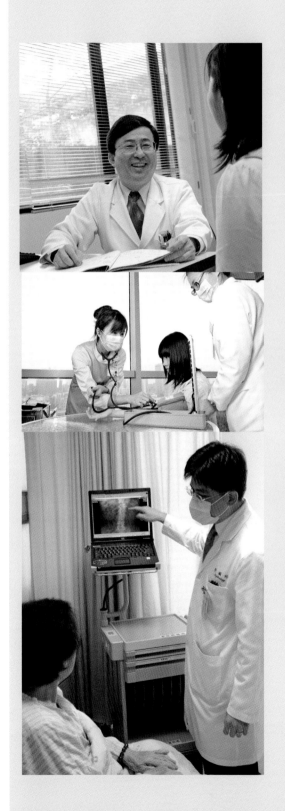

藝術是
心靈重建的良方

陳芳蘭

復原並非只有生理方面，
復原還包含心理層面，
可藉由美術來進行治療。
我對於藝術治療的力量，
有著單純的信仰。

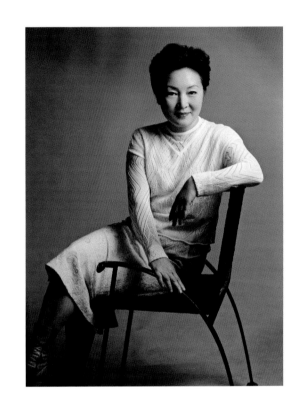

筆者透過許常吉建築師的介紹，認識
「美國醫院藝術基金會」的創辦人兼執行
長強恩・菲特（John Feight），對他所帶
來的作品和三個多小時的談話內容留下深
刻的印象，因此節錄精彩內容與讀者們分
享。

強恩的父母在他童年時離異，由擔任
教職的母親和身為醫師的外祖父共同扶
養，在俄亥俄州Killbuck的美麗田野環境中
成長。

在那鄉村居住的村民們普遍過著貧困
的生活，他們找外祖父看病後，時常只能
以蔬菜、水果或雞肉當醫療費，但慈心仁
術的外祖父總是來者不拒，即使分文未取

也不在意，因此，村民們除了對外祖父十
分敬仰，也將這份感恩的心轉化為對小強
恩的萬般疼愛。

年輕時，強恩追隨外祖父的腳步，在
佛羅里達州立大學就讀醫學院預科，隨
後，卻發現自己沒把握勝任「醫師」的工
作；於是，1965年強恩開始學習繪畫，
1974年起，他在亞特蘭大、巴黎等地舉
辦個展。回憶起在巴黎生活的日子，強恩
說：「我並不快樂，我作畫純粹是天性使

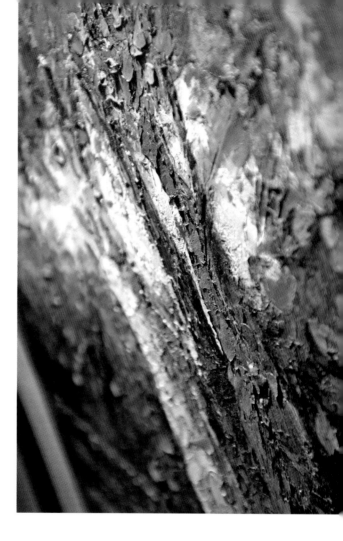

然，但是後來，它卻演變成為一種競爭；為了畫得比別人更好，為了有好的銷售成績，就算是畫作賣出去，也並未能幫助他人，這讓我一點也不快樂。」

1975年，強恩在亞特蘭大市醫院當志工，到當地的醫院從事壁畫創作，並指導病人畫畫，由此他體會到藉由美術帶給病人、醫院工作人員和探病家屬的視覺愉悅性，竟能大幅改善原本索然無味、暮氣沉沉的醫院氣氛。

在亞特蘭大醫院的看護中心，一位十六歲的少女瑪朗達・丹尼爾絲（Maranda Daniels），因為從橋上跌落而造成頸部以下癱瘓，然而，在強恩的耐心與鼓勵之下，她用嘴緊咬著畫筆，一筆一筆慢慢的上色，專注而沉醉地在畫布上繪出了一條美麗的魚兒……直到作品完成，瑪朗達對於自己驚人的潛力，也感到不可思議！

她既興奮又得意地說：「我從沒想到自己居然能作畫，因為那看起來似乎很難，讓人很想放棄算了，但是實際去做的時候，它就變得簡單起來了。」瑪朗達身上散發著少見的成就感。

還有一次，強恩獨自在醫院走廊繪製一幅叢林壁畫草圖時，一位年約四歲、臉部卻因為燒傷而變形的小女孩，怯生生地走近他說：「我也想畫畫。」強恩立即歡迎她加入創作的行列。他實際體驗到藝術創作比欣賞藝術更具療效，更能讓人敞開心扉，「人」才是最寶貴的，而非藝術。

住院的病人通常會感到無助與絕望，當有機會能作畫時，他們有了熱切期待的理由；當他們說「那片葉子是我畫的」或「那隻長頸鹿是我畫的」時，常使他們的家人無法置信！

看護中心處理腦部和脊椎神經的復健師Donald Peck Lesilo博士說：「有時，病情非常嚴重的病患反而更能欣賞、接受藝術治療，美術繪畫能幫助病人重新獲得成就感與自我肯定，不論他們是否能再次起床或走路。」

1987年，強恩辭去了高薪的廣告工

作，轉而創立小規模且非營利性的基金會，其宗旨在於提供各個年齡重大疾病或受傷的醫院病患繪畫的機會。

他強調：「復原並非只有在生理方面，復原還包含心理層面，可藉由美術來進行治療。我對於藝術治療的力量，有著單純的信仰。」

基金會的經費大部分來自企業團體，諸如可口可樂和生化、醫療器材公司等等，辦公室就設在強恩位於喬治亞州拉茲威市家中的地下室，基金會還聘請了一位員工，專門為病患準備畫布及幫忙先勾勒出畫作的輪廓，以方便病患上色。完成的壁畫就懸掛在醫院牆上，或送往其他醫院以鼓勵其他病人。

這些年來，強恩與其他數以千計的志工總共捐贈超過壹萬五千件以上的作品，遍及一百六十五個國家中的五百多家醫院。

而強恩最喜歡的是主持繪畫課程，不僅自己陶醉其中，也引領病患走入另一個色彩繽紛的世界，置身在生氣盎然的花、鳥、蝴蝶、森林動物等大自然快樂而自由的情境中。

近年來，醫院藝術基金會做了些微調整，開始招募無家可歸的遊民和教區居民從事壁畫創作。

強恩希望身心健康的人能遍佈全世界，尤其想讓貧窮國家的人民了解藝術治療的重要性。他的夫人琳達（Linda）坦承，看著丈夫日漸投身於醫院的藝術工作，確實曾使她不安而自我安慰的想：「喔，強恩這樣子只是暫時的，他的熱衷很快就會過去……。」迄今，基金會成立已經二十三年了，強恩說：「我熱愛我的工作，我知道這份工作的意義和價值，我怎麼可能離開呢！」

（本文作者陳芳蘭為臺灣醫療建築暨醫務管理交流協會祕書長。）

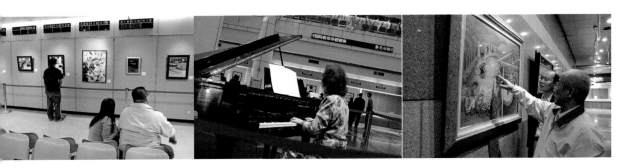

以切身之痛，審視醫病關係

陳祖彥

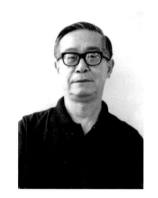

醫生與病人相互了解。當然很好；但是，
如果成為病人排斥某些必要治療的一種理由，
病人也許感到方便，卻影響健康甚至剝奪生命，
這種醫病關係值得檢討。

先室於前年九月十三日，因膽道癌及併發症去世，回憶先室前半年底開始，先由腹部、背部感覺不適，到住院治療無效去世的過程，使我在傷痛中對醫病關係的問題，有許多疑惑與不解。

先室健康不佳，年輕時就有腹痛的病史。曾在松山一知名公家醫院做過膽囊切除手術，情況良好，因而對該院很有信心。先室幾十年來生過許多病，門診或住院治療，絕大多數都選擇該院。

幾年前先是因感冒引發敗血症，情況相當危險，住院期間終得痊癒，更建立了我們對該院及Ｘ大夫醫術的信心。後來，先室罹患糖尿病，需要長期治療，仍請他幫忙，由此成為很好的朋友，家中許多與健康有關的問題，均請他提供專業意見，給了我們很多幫助。

眾所周知，糖尿病是一種不能痊癒的慢性病，病人必須定期回院抽血檢驗血糖及多種生化變化情況，再由醫生酌情增減服藥劑量，才能保持病情穩定。因此，病人的配合對醫病雙方都非常必要。

先室對於抽血有強烈的抗拒性，非萬不得已，絕不抽血。Ｘ大夫在為她治療糖尿病初期，均按月為她預約下次門診時間，並開給飯前飯後檢驗血糖的檢驗單。由於先室抗拒抽血，可能因為彼此熟識，Ｘ大夫特予通融，沒有驗血報告，仍給她開藥。

如此一來，她更不肯定期抽血；Ｘ大夫也未如治療其他糖尿病人者一樣，每年要作一次糖尿病篩檢，以了解血糖對其他器官的侵蝕情況，據而提出警告，並作其他方面的醫療安排。

當然，出現這種情況，責備醫生是不對的，因為病人不肯配合，錯在病人。不過，如果醫生不因為與病人認識，而以嚴格的程序要求病人必須有檢驗報告，否則不為他看診處方，或者對病人會有較大的約束性，受益的是病人。

因此，醫生與病人相互了解，當然很好；但是，如果成為病人排斥某些必要治療的一種理由，病人也許感到方便，卻影響健康甚至剝奪生命，這種醫病關係值得檢討。

先室前年年底出現左腹部及後背不適情況，疼痛而且腹脹，食欲差。理所當然請Ｘ大夫檢查，他曾為她作過腹部超音波，說是一切正常；可是腹痛情況益發加劇，Ｘ大夫認為可能是腹部叉了氣，先室也同意他的説法，於是找中醫推拿，並無效果。

我曾向退休前的服務單位聯合報診療所主任請教。他認為應該再作胃鏡及腸鏡檢查，這位主任認為，既然一直在某醫院看病，病歷完整，該醫院的設備也可以信得過，建議繼續在該院檢查。

於是我又請Ｘ大夫安排替她作胃鏡，腸鏡檢查，仍然説並無異常。但是她的不適益發加重，仍繼續請Ｘ大夫治療。他認為，既然有關檢查都做了，情況正常，再找高明的中醫推拿是唯一辦法，並親自寫了他所認識，曾「替他作過推拿」的某一未掛牌人士的連絡方式、電話號碼及費用，要我們找他。

先室因為不能平躺也不能趴下，無法接受推拿而並未與那位先生聯繫。在此差不多三個月時間內，先室均每月到醫院找

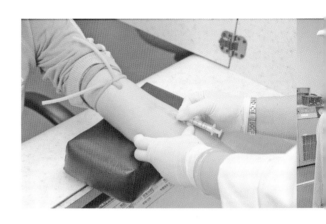

Ｘ大夫看病，Ｘ大夫一如過去，每次仍開給糖尿病的藥服用。

這種情形一直維持到四月下旬，先室腹脹及疼痛情況更為嚴重，且毫無食欲，我的二媳婦是護士，認為應該再作更精密的核磁共振檢查，也許可以查出原因。

經向Ｘ大夫提出，他乃開出檢查單。該院有這種設備，我們拿著檢查單去核磁共振室登記，護士小姐説，他們不能做，即聯繫敦化北路Ｙ醫院，約定第二天上午十時進行。

第二天，我們準時抵達，準備及操作費了將近一個半小時，完成後，醫院給了我們五張片子，説檢驗報告約三天會送到Ｘ大夫處。

我們拿到片子，立即趕到Ｘ大夫的診間，請他判讀，並告訴我們結果。Ｘ大夫將片子看來看去，他説，他不會看這種片子，要我們下週二等檢驗報告到了之後，

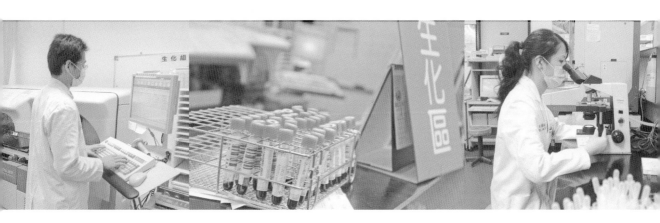

再據以研判病情。我們雖感焦急，也有不祥的預感，但是也只好接受，回去等待。

再回去看Ｘ大夫，檢驗報告已經夾在病歷內，此時他告訴我們，是肝及胰臟、膽管方面出現腫瘤。我們問他怎麼辦，他說，該院無法處理，只能到三總、榮總或臺大等教學醫院治療；他又說，他的一位佛教密宗師父才有辦法，要我們立即去找他師父，我們在徬徨無助的情況下即趕去見他師父，後來的許多情形難以盡述，只能用「受盡折磨」來概括。到了四月底，因為痛得受不了，才又回到醫院住院，約五個半月結束塵緣。

先室確定罹患肝及其他消化系統癌症，已到了末期，情況很不樂觀，我及先室與她的弟弟妹妹與孩子，只能接受這一殘酷的事實，有些親戚及朋友，認為Ｘ大夫有誤診的責任，主張向他討公道。不過，事後回想，如果不是我們太信任他，

早在先室剛出現症狀，而Ｘ大夫又未能作較為明確、積極的病情判斷處理時，立即轉到其他大型醫院檢查治療，也許還不至於走得那麼快。

但是，悲劇既然已經發生，再多的「如果如何如何」，已屬枉然。只是由此體認到，醫生可以是朋友，但是不能完全依賴，尤其出現不明原因的病情時，如果他未能做較為周密、積極的檢查，以掌握病情，就應該至大型教學醫院求診較為可靠。

最近，醫病關係因為一些個案的發生，而引起社會重視，討論的很多，個人也就所遭逢的不幸，略述感想，也許可以供作參考。

（本文作者陳祖華，資深媒體人、曾任聯合報記者、採訪主任、報系歐洲日報總編輯、副社長等職。）

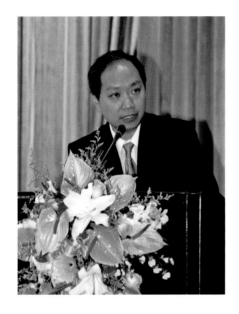

教用合一，
改善醫病關係

陳詞好

在臺灣行醫，
看門診是考驗醫生專業素養最嚴苛的場所。
如果要兼顧到病人的
「生理／心理／社會」層面，
縱使花上十至二十分鐘
有時也不太容易做到⋯⋯

身為老師的我，與許多其他在醫學院教書的老師一樣，對於學生的一個問題——「在真實的醫學世界裡，怎麼樣才能做個好醫生？」有時真不知道該怎樣回答。於是我常常舉我一個同事為例，他每次門診都看八十到一百個病人，但卻從不馬虎，經常從上午八點半看病到晚上八、九點。

有一回，他一位住在外縣市的病人忘了預約，只好在早上十一時之前趕到醫院掛號，但等到看病時已是晚上八時。同事輕歎道：「要您等那麼久真是不好意思！」而病人回答說：「醫生，從早上候診到現在我已吃了兩個便當，但為了要給您看病，我是心甘情願的！」

這是一個感人的場面，但卻是很差勁

的例子，因為對於剛執業的年輕醫生而言，是幾乎是不可能做得到的。要出現這樣的狀況，醫生必須有下列的條件：

一、有高超的醫術及令人景仰的學術地位，使醫院的管理階層不跟他計較成本效益。

二、有充沛的體能和過人的耐力來持續地認真看診。

三、有冒險犯難及自我犧牲的精神，願意以自身健康為賭注。

四、有慈悲寬大的家人，體諒及彌補其對家庭照顧的不足。

在臺灣行醫，看門診是考驗醫生專業

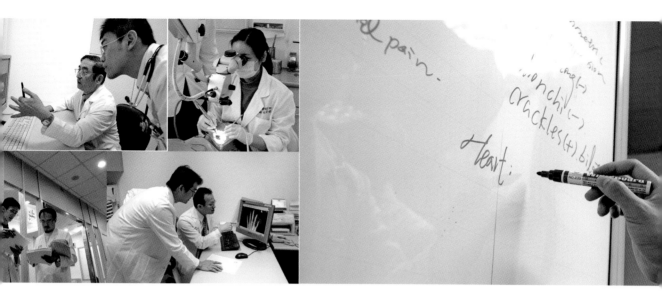

素養最嚴苛的場所。如果要兼顧到病人的「生理／心理／社會」層面，縱使花上十至二十分鐘有時也不太容易做到。而在新舊病人交雜的情況下，平均一小時看八到十個病人恐怕已經是「良心的極限」，而且必須十分留神，以免忙裡生亂，亂中有錯。

但一小時看八到十個病人的「慢郎中」在臺灣並不常見，大多數的醫生，包括許多心地善良的人，因受制於現實環境而不得不採取一些求生存的策略來縮短看診時間。

譬如以實驗室檢查代替病史詢問及身體檢查，請學生或助手代為問診和記錄，在電腦中預設「套裝式病史內容、檢查結果及診療步驟」以供點選，對常見症狀採取「第一次先給予症狀治療，如未改善待下次複診再行診治」的處理方式等等。這種種堪稱荒誕的現象卻逐漸被認同和接受。

醫學教育界已開始致力於教育改革，特別強調人文素養和醫病關係。若是正如期望培養出來的醫生更能認知醫生的角色及責任，但不合理的醫療環境和制度卻未獲改善，教育改革的努力只會增加新進醫生的茫然與挫折感。

希望醫界和社會大眾，不單只會撻伐SARS流行期間的醫界逃兵和仁愛醫院人球事件等「少數人稍一不慎而犯錯」的偶發案件，更加需要杜絕一個上午看一百個病人這類「許多人明知不妥而照做」的日常謬事。如此才有可能教用合一，進而改善醫病關係和醫療品質。

（本文作者陳祖裕，現任中國醫藥大學附設醫院教學部暨醫療品質部主任。曾任臺北榮總教學研究部主治醫師、臺北榮總教學研究部臨床技術訓練中心主任、陽明大學副教務長、財團法人醫院評鑑暨醫療品質策進會副執行長、中國醫藥學院附設醫院胃腸功能研究室／消化系主任、醫教會副主任、陽明大學副教務長暨醫學院醫學系副主任。）

問題一定有解決的方法

彭汪嘉康

面對一臉愁苦的病患,我採取耐心地傾聽,
再以同理心給予最大安慰……
在他們逐漸展開的笑容中,我得到了最大的回饋,
這樣的喜樂,是花錢也買不到的!

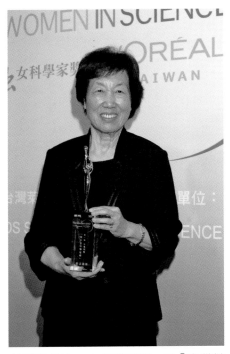

彭汪嘉康於2008年榮獲第一屆「臺灣傑出女科學家獎」

肝炎病毒、EB病毒及人類乳突病毒等),約5~10%的癌症原因仍然不明,而基因好壞的影響僅佔了約5%。但真正影響罹癌的主要關鍵:其實是環境、飲食、生活作息、有無運動習慣等因素。

在生活習慣上,我個人採取的基本防癌守則是:「不吸菸、不喝酒、不嚼檳榔,少吃肥肉吃瘦肉,多攝取蔬果,避免暴飲暴食,並每天做些運動」;在生活態度上,我用「樂觀、開放的態度面對一切」,再難的問題,也不要帶進臥室,等到第二天再想想,一定會有解決的方法,不需要把自己逼入死角,也不需要迎頭去硬碰硬,所以我從不失眠。

緊張與壓力雖然不會直接讓人生病,但是情緒一緊繃,腸胃就不好、晚上也睡不好覺,免疫力自然就跟著下降。

1945年,我三歲的弟弟,從小就有氣喘的問題,那年因為感染而罹患肺炎,看著弟弟受苦掙扎、在鬼門關前徘徊,但看病的醫師卻兩手一攤,就放棄治療,

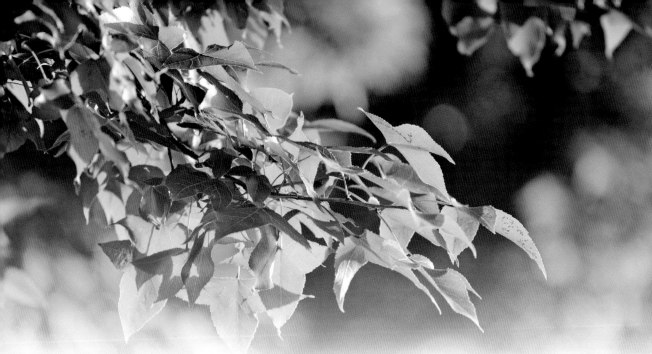

沒有嘗試著去找當時最新的盤尼西林來治病，弟弟病逝後，我傷透了心，並立下了心願：「我以後要當一位好醫師救人，雖然我失去一個弟弟，但以後我要救更多的人！」然而行醫的道路，並非如我所想的一路順暢……

在成為臺大醫院第一位外科實習醫師之後；1960年我在美國滿懷著希望，卻發現受限於當時的法規，不能從事第一線的外科臨床醫師工作；我退而求其次，申請一家天主教醫院的外科總住院醫師職位，醫院因我即將結婚而不願錄用；最後，我在朋友的推薦下應徵進入「美國國家衛生院癌症中心」成為研究員，從此邁向癌症細胞染色體變異的研究工作，才有機會證實癌症形成與基因的缺陷及損壞有關，增加了對形成癌症因素的了解。

1990年，我已經五十八歲，為了回臺灣主持癌症研究中心，毅然重回基層，從癌症專科醫師開始歷練為期兩年，每天看二、三十名病人，接觸癌症治療的各種細節，既然要回來教別人，自己就該全部重學一遍，這樣才有信心！

花了二年，我終於拿到美國的正式癌症臨床專科醫師證書，也如願返回國門為國人服務迄今。

儘管時間、環境一變再變，很多事無法盡如人意，但我是個超級樂觀的人，凡事往好處想，做起事來更是全力以赴，也不輕易被短暫的挫折打敗！

現在，「看診」是我最重要的一件事，如果同時間有其他重要的事情，我情願把時間留給正在和癌症搏鬥的病患。癌症病患大都隔幾週就診一次，一般在化學治療期間，病情變化得很快，如果不多花點時間看診，一不小心就可能出現狀況。

面對一臉愁苦的病患，我採取耐心地傾聽，再以同理心給予最大安慰，假以時日，他們也樂於與我分享，在他們逐漸展開的笑容中，我得到了最大的回饋，這樣的喜樂，是花錢也買不到的！

（本文作者彭汪嘉康，現任中央研究院院士、雙和醫院榮譽副院長暨癌症中心主任。）

互動互諒，避免雙輸

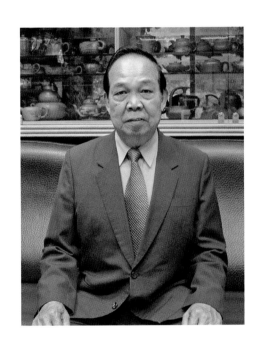

曾正和

一個好的醫護人員所應具備的
不單是「醫療技術」專業上的能力，
以尊重與同理心的態度來關懷病人
更是不可或缺。

人生在世難免遭遇病痛，當病人前往
醫院就診時，總是希望能獲得最完善的醫
療照顧，然受限於現今醫療資源嚴重的不
足，導致醫病關係日益緊張。

醫病關係是醫生與病人建立疾病診斷
與治療的橋梁，醫病關係的衝突，往往造
成醫療人員與病人雙輸的局面，因此醫病
關係改善，除了有關當局須從制度面加以
改革外，也需醫療人員與病人雙方的配
合。

對於醫療人員而言，良好的醫病互動
能促進醫療的成效，因此一個好的醫療人
員所應具備的不單是，「醫療技術」專業
上的能力，以尊重與同理心的態度來關懷
病人更是不可或缺。

此外，醫療行為不容疏失，醫療人員
長期深處龐大的工作壓力下，難免會產生
負面的情緒與懈怠感，進而影響到醫療服
務品質；對此，主管當局及院方均應予以
重視，加強醫療人員的職業道德教育，並

提供醫療人員心理輔導、情緒紓壓的管
道，方能維護及提昇整體醫療素質。

對病人而言，醫療關係的緊張往往來
自醫病雙方認知上的差距，因此，與醫療
人員良性的溝通格外重要；在醫療的過程
中，病人遇有不滿或不解的地方，應適時
地提出，加強與醫療人員的溝通，以維護
自身醫療品質；此外，病人也應透過閱覽
及諮詢等方式，積極了解所患疾病的相關
資訊，清楚疾病症狀、可能的併發症、藥
物與治療方法，才能評估身體狀況，進而
掌握醫療狀況。

惟一般醫生在看診時，常因看診人數
眾多，致無充裕的時間提供患者較為詳

盡的諮詢服務，正和身為民意代表，長期
以來均督促政府衛生主管機關與醫療院所
緊密合作，於醫療體系中另行架設諮詢系
統，舉辦各種醫療專題的「健康講座」，
幫助民眾在相關疾病的治療上獲得所需的
醫療知識與諮詢管道，也促進地方醫療單
位與民眾間良好的互動。

（本文作者曾正和，現任臺北縣縣議員，
曾任臺北縣新店市市長。）

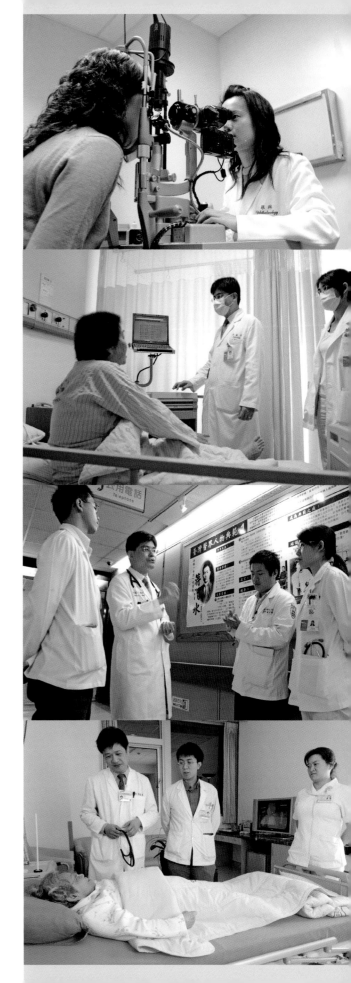

零與一百之醫療

羅敦陽

從零到一百之間，
需要多少倍的耐心和毅力來完成？
這心酸而崎嶇的過程，恐怕不是局外人能體會……

從事生殖醫學工作逾二十餘年，感觸頗深！因為不孕症治療，不是一百分就是零分，完全沒有中間地帶；不像其他急慢性疾病，治療後病情多少會改善。

不孕症病人如果沒有生下孩子，治療的成績單上永遠掛著是「零」。

同樣地，我常告訴年輕醫生，做不孕症醫生要堅持完美主義的原則，永無止盡地要求自己。因此，絕對沒有六十分的「差不多」醫生。

零到一百的學問很大，因為人類的生殖本來就比較缺乏效率。臨床上，病人往往不是一次治療就可以成功，對醫生而言，的確令人氣餒，病人也常常難以理解這樣的事實。

但是能超越重重障礙的人，就比較容易達到滿分的境界了，隨之而來的，是抱個白胖可愛孩子回家的喜悅。只是，從零到一百之間，需要多少倍的耐心和毅力來完成？這心酸而崎嶇的過程，恐怕不是局外人能體會。

生殖醫學是一項力求滿分的藝術，因為每個孩子都是天使，每個小生命都值得我們努力以赴；而作為一個不孕症醫生，最大的回饋就是病人發自內心的感激；孩子圓滿了他們的人生，這樣的改變和征服，讓我感到我的工作真的有很深刻的意義。

其實，選擇一位適合自己的醫生，並不若想像中困難，以下幾點可以提供一些建議：

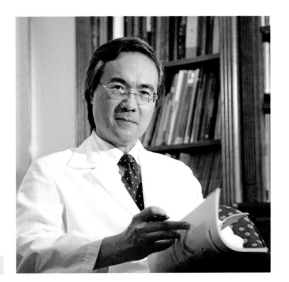

一、口碑

病人對醫生的口碑，以及醫生間彼此的口碑是很重要的，就診時會遇到許多「同病相憐」的人，如果八成以上對這名醫生的治療方針了解並感到滿意，應當與事實也相距不遠。

二、委託醫療界朋友打聽

在醫院內工作的親朋好友，對於醫生的認識往往不是只有外在的知名度，也不僅止於就診的那幾分鐘。他們的意見可以作為就醫的參考。一名牙科醫生在往某國立醫院求診前，即煞費思量地對相關部門的護士作了問卷調查，他深信與醫生朝夕相處的護理人員，比外界對醫生的認識更深刻。

三、就診過程停、聽、看

走進一家不認識的醫院，你的眼睛、耳朵、頭腦可以提供最可靠的資訊。

· 醫生在傾聽你的病史和不適時，是否有耐心與興趣？還是話沒講完，處方已開好？

· 內診或做超音波檢查時，是否體貼地考慮到病人的感覺？

· 醫生是否還沒有明瞭你的症狀，就急於做手術的處置？或者考慮各種可能的治療方向，並盡可能詳細地與病人討論後才決定？

· 如果可能，了解醫生最近的定期進修計畫以及有興趣的研究計畫主題。

四、對於醫療環境，你不妨注意

· 各項設備是否定期更換，或過於陳舊、克難？

· 盥洗室、飲水設備、待診間、病房，雖不需豪華奢侈，但是否維持起碼的清潔舒適，或任憑垃圾灰塵積滯？

五、對於醫療工作人員，如護士、技術人員、行政人員，你可以觀察

· 對於你的疑惑，是否耐心解答？還是一問三不知，擺出晚娘面孔？

· 工作人員是否鎮定、充滿自信？還是對醫療工作充滿不確定性？連最基本問題亦無法回答？

· 工作人員之間是否彼此尊重專業、氣氛和諧？還是常有爭執、態度冷漠？

生殖科技日新月異，不孕症醫生只是主導這項科技的領航員。接受治療當中，病人最需要的，還包括整體醫療團隊無間的合作和參與，因為任何一項細微的差錯，都會使懷孕的機會大受影響。

其實，這些就醫的原則也適用於選擇其他各科的醫生。總而言之，一個令人感到極度不舒服的環境（不論是生理還是心理），通常都不是一個最合適你的地方。

（作者曾啟瑞，現任臺北醫學大學醫學院院長、專任教授、醫學系婦產學科主任、生殖醫學研究中心主任、臺北醫學大學附設醫院生殖醫學中心主任。）

建構優質醫病關係

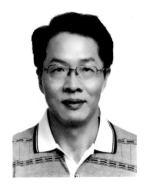

黃怡仁

當病人遇見醫生的時候，
醫病之間如能建立起親如家人、
真誠對待的共識認知⋯⋯
相信醫病間的緊張關係將不易發生。

人食五穀雜糧，更非神仙等輩，終其一生要全無任何病痛也是一個「難」字了得，而當病人於無奈與無助的心境中，不得已跨進醫院大門必須向醫生求診，醫生與病人之間就產生密不可分的醫病關係，

雖然過程充滿複雜情緒，但在追求健康生命最高價值的前提下，一旦有了病痛，終究是逃脫不了赴診求醫這一關，尤其當病人懷著忐忑不安，及未可知且漫長的預後療程接受醫生診治時，病人和家屬心緒浮躁在所難免。

在此當口，最需要醫護人員的貼心診療與真心關懷，因此醫生於醫病之外，也要同時變身為醫心的觀音大士，而病人如也能信賴並體認醫生診察十方患者，甚或必須執刀斬除病魔所承受的無形壓力與辛勞，醫病兩方自能在高度配合與互動下，成就令人滿意的雙贏結果。

民國七十至七十五年時，個人於鐵路警察局擔任警職期間，經常在獲報後第一時間趕赴現場處理車禍事故，為此親眼目睹車禍所造成肢體支離破碎、生離死別的場景，內心所受衝擊不在話下，就記憶所

及，除部分僅能進行事故死亡報驗程序以外，對於急迫時間內輕重傷送醫者，院方都能以最快速有效的醫護專業，善盡搶救治療傷者責任。

而後家屬獲報趕到醫院，也都能懷著充分信賴醫生專業診療心態，充分與醫生合作，讓不幸遽遭意外的傷者獲得最好的醫療照顧，在此醫病彼此良性互動環境中，當年發生醫病糾紛的情況少有耳聞。就此觀之，當病人遇見醫生的時候，醫病之間如能建立起親如家人、真誠對待的共識認知，醫生親切用心診療患者，患者也能遵從醫囑配合療程，相信醫病間的緊張關係將不易發生。

（作者黃怡仁，為臺北市文山區萬芳里里幹事。）

接受、感恩與回饋！

葉新生

生病的痛苦讓我更懂得珍惜生命，
我認為生命的意義是為了服務……

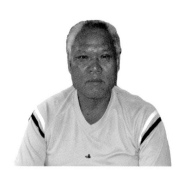

　　我是一個職業軍人，退伍後到基隆工廠工作，八十三年中秋節前夕加班到深夜，騎機車回家途中，經過基隆中正路時被後方計程車重重撞擊，我的身體受到嚴重傷害，胸脊椎第一、二、三節斷毀，從此下肢癱瘓，無法行走，只能仰賴雙手上下輪椅。

　　更因為胸部以下沒有知覺，所以屁股容易長褥瘡，也因為大小便沒有感覺，長期插著導尿管，導致尿道常常發炎、感染，因為褥瘡的關係，所以肚子做了人工造口，大便從肚子排泄，更因為胸脊椎損傷，導致兩腿神經每天都在抽痛，我就這樣過了十二年辛苦的歲月。

　　當我車禍受傷時，輾轉送了三家醫院。住院三天，醫生就動手開刀，開刀後一個月做復健，復健兩個月後，自己就學習如何上下輪椅，醫生宣布我終生癱瘓，之後我的心情很不愉快，很想走絕路，了此一生。還好碰到好醫生和志工，他們鼓勵我要堅強地活下去，他們說：「人生還有很多事情要做，要多做一些幫助別人的事情。」回想起來，那些鼓勵是很有用的。

　　出事至今，轉眼已經過了十二年，這十二年來我樂觀過每一天，每一天都還在學習知識，能幫助別人我就盡量幫助別人，活得必須要有意義，所以我很注意自己的身體健康。

　　我現在每隔兩、三個月都必須回醫院看診，在一個很好的整形醫師治療下，我屁股的褥瘡都是他幫我開刀照顧的，他也是脊椎損傷者協會的醫療顧問，我們協會都會上他的醫療課程，他曾經得獎。

　　我的身體常常會血壓高，也每個月固定去醫院看心臟內科，醫師很細心，每次都幫我聽診，一次開二十八天的藥，三個月開抽血單，他很關心我身體的狀況，所以我也很感謝他。

　　因為常年必須插著導尿管，而我的導尿管也都是由醫院居家護理的護士小姐幫忙更換，她很有愛心，每次都細心地幫我消毒，有時候還要取尿回去化驗，生病十二年來，我十分相信他們的服務技術，也感佩他們的愛心與耐心，醫生有時候也會到家裡來看診，關心我的身體狀況，我一直都很感謝他們。

　　生病的痛苦讓我更懂得珍惜生命，我認為生命的意義是為了服務，生活的價值是為了奉獻，我當選日晴原住民文化推廣協會的理事長，希望有生之年能為原住民服務盡一己之力。

　　（本文作者葉新生，為日晴原住民文化推廣協會理事長。）

良性互動，讓生命更美好！

董育晴

醫生當然不是我們要膜拜的神，
但是他們是幫我們獲得美好生命的人！

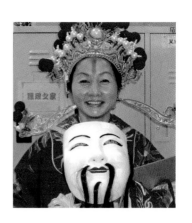

其實去醫院看醫生，可能是很多人有點抗拒的事情喔！很多人都想說，因為怎麼都算是要把自己身體的疑惑，交給另一個人來處理，總是有點不放心。結果常常都是當自己的病症已經痛到無法忍受了，才勉為其難去就醫。

我們怕的可能都一樣，要跟一個代表權威的醫生面對面，光是要面對自己的病情，都讓人緊張得不得了，還要擔心醫生人好不好？會不會對我們兇？如果能遇到親切的好醫生，情況大概就會改變很多了。

在醫院擔任志工許久了，可以感覺到醫病關係越來越被重視。病人對於醫生一些行為的疑惑，也越來越勇敢的表達，我個人覺得這可能是一種良性的互動，可以幫助醫生更尊重病人，也可以讓病人更了解醫生行程的忙碌。

比如，在大醫院裡，一些老人家或是平常很忙碌的人，特地抽空一大早來就診，卻苦等不到醫生，結果醫生一到門診，發現就醫的病人很多，就急著把每位病人的門診時間縮短，希望能儘快看完，盡量節省大家的時間。

這時病人可能就會發出很多不平之聲：「醫生怎麼遲到那麼久？」、「好不容易輪到看我了，怎麼那麼快就結束？」、「上一個病人怎麼看那麼久啊，醫生都遲到了還這樣慢慢看？」。

在一般大醫院裡，醫生們七點半就要到醫院開晨會，開完會馬上又要巡房，緊接著的當然就是門診，下午可能要開刀，一下子可能又要幫忙急診，醫生的工作行程，其實既是行程滿滿又是充滿挑戰，因為不大可能預期到下一位病人到底病得多嚴重，觀察完又要馬上做出正確的診斷，這些都是相當耗費體力與精神。

再加上前一天也是這樣忙碌，日復一日，也許醫生們就累到忘了臉上可以掛著笑容，可以為病人再多付出一些關心。

不過當志工那麼久了，真的發現現在的醫生們比較和藹、比較會關心病人囉！雖然報章媒體有時還是會出現一些批評醫生的文章，看起來好像都是醫生有問題，不然就是怪罪醫生年輕不懂事。其實他們可能沒有把實情全都寫出來，醫生對病人所作的專業考量，為病人付出全部的心力去治療，這些都是我們身為病人要記得去設想到的。醫生當然不是我們要膜拜的神，但是他們是幫我們獲得美好生命的人！

（本文作者董育晴，為資深志工。）

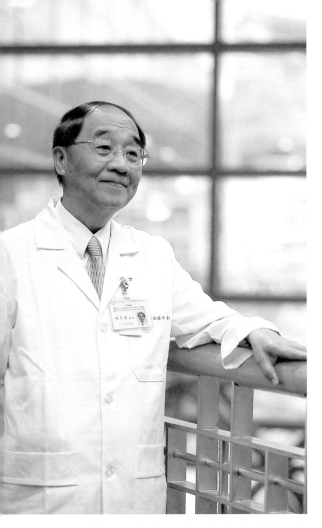

將心比心
互相尊重

賴其萬

醫病關係是兩造之間的關係，
就像婚姻關係有問題時，
醫生一定會建議病人與其配偶
雙方都接受治療，
因此要改善醫病關係，
醫生與病人雙方勢必都需要做某
種程度的努力。

回國匆匆已九年多，讓我最感憂心的是臺灣這幾年來，因為健保制度促使醫院企業管理者的因應措施，造成醫療普遍重量不重質的怪象，而使醫生與病人的關係如江河日下。

國內醫界與教育界均十分重視這問題的嚴重，因此如何改善醫病關係實為當務之急。我曾以「探討臺灣在醫學倫理的問題」為題，將我這幾年在臺灣所觀察到的問題作一整理，舉出了十幾個醫療有待改進的地方，包括：

1.看病時間短而草率。

2.查問病史、理學檢查時間不足。

3.濫用高科技檢查。

4.對待病人、家屬的態度不親切。

5.為了利潤，罔顧病人安全。

6.收受紅包、偏厚特權。

7.病人隱私權的不尊重。

8.知情同意的未合理執行。

9.醫學生常常無法以學生身分得到病人的合作。

10.醫界之間溝通不良，無法建立理想之「第二意見」管道。

11.大眾錯誤的醫學知識及就醫態度。

12.媒體堪虞的倫理水準。

而在仔細分析之後，發覺這些問題大多與醫病關係之未趨理想有關。我想醫病關係之所以容易產生問題，與以下幾點因素有關：

1.醫病之間溝通的困難，一方面是醫學知識的鴻溝，一方面是人際關係的疏遠猜忌。

2.過度注重效率的醫療制度，加上科技的精進帶來新的診斷與治療，卻使醫病之間逐漸失去人與人之間的基本關係。

3.今日社會多以成敗論英雄，一旦治療

效果不彰，就認為醫生有失職守，使得醫生人人自危，再加上媒體推波助瀾、不實渲染，醫療訴訟方興未艾，在在都使醫病關係雪上加霜。

4.全民健保給付制度有欠合理，加上有些病人濫用健保多看醫生，促使醫生因為需要看病的病人數激增，而不得不看病越來越快，而病人也越不放心，而越多看醫生，這種惡性循環更使臺灣的醫病關係日益式微。

醫病關係是兩造之間的關係，就像婚姻關係有問題時，醫生一定會建議病人與其配偶雙方都接受治療，因此要改善醫病關係，醫生與病人雙方勢必都需要做某種程度的努力。

■ 醫生方面

設法能以公正的辦法選擇適合學醫的人才，而避免少數汲汲於營利者步入杏林。在醫生的培育過程，使醫學生能在早期的學生時代，即有機會接觸病人與家屬，以幫忙他們了解病家的感受。

課程重視人文通識教育、醫學倫理、人際溝通技巧，「將心比心」（empathy）的修養，以及病人隱私權的尊重。醫界能發揮自律，加強醫學倫理的規範與對社會的使命感，並以公信力檢舉制裁醫界敗類。

■ 社會大眾方面

加強大眾教育，宣導醫療絕不能因為重視「方便」而犧牲「品質」，大家需要尊重公德心，尊重彼此的就醫權，醫生才有可能提供有品質的醫療。提高大眾的醫學常識，加強用藥的正確態度以及藥物

副作用的基本常識。改善就醫態度，杜絕「一個病看多個醫生」、「藥開得越多越好」、「不拿白不拿」的濫用醫療資源的態度。

■ 政府制度方面

要以醫療品質優先作最高原則，防止醫療企業化，有效遏止「高度利用醫療資源」、「重複相同的高科技檢查」的怪現象，並與醫院共商如何改善病人的就醫環境，譬如有效地縮短候診時間、簡化掛號取藥手續、領藥數量的合理化、增加其他醫護人員的親善度以及保障醫生免於醫療糾紛濫告的立法，都會正向的影響醫病關係。

最後我想引述巴森夫婦（Parsons and Parsons）在《醫療照顧倫理學》中一段道盡醫病關係精髓的雋言來結束本文：

「最理想地，是醫生能以醫療人員所重視的品質，如專業知識、科學技術、效率、客觀性與能力，再配合人性的品質如溫馨、了解與熱情。能夠由病人的立場去了解病是非常重要的。醫病的關係應該是一個人對另一個人的關係。」

（本文作者為賴其萬，現任和信治癌中心醫院醫學教育講座教授、教育部醫教會常務委員、慈濟大學醫學院兼任教授，曾任美國Kansas大學醫學院神經科教授、慈濟大學副校長、慈濟大學醫學院院長、臺灣癲癇醫學會理事長。）

微妙簡單的醫病關係

鍾國彪

醫生與病人的關係雖很複雜，但也很簡單，
即使很短的時間，一句稱名道姓的招呼、遲到說聲抱歉、
多一個關懷的眼神、多一句還有問題嗎？
就可給病人溫暖與真誠的感受……

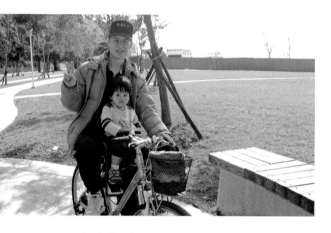

想當年的碩士論文題目，就是探討醫病互動、病人滿意度與遵從醫囑服藥行為間的關係，這是與醫療品質結緣的起點。從事醫療品質教學、研究與服務的工作十多年，自己先後當過許多科的病人，也經歷陪伴親人的生離死別，對醫療品質或醫病關係有著刻骨銘心的感受。

近來醫療環境的變化，使得原本便不好的醫病關係，如雪上加霜般更形惡化。過去為人所詬病的三長兩短，是指掛號時間長、候診時間長、領藥時間長、問診時間短、開處方時間短，而今依舊。

簡言之，就是整個互動過程的不完整，雖然醫生覺得已經把「病」看完了，但病人則覺得「人」沒被看夠；隨著民眾消費意識的抬頭，醫療糾紛案件層出不窮，醫生透過防禦性醫療，一方面多作檢驗與檢查，另一方面則轉走麻煩或不易治療的病人以自保；病人則用腳投票與逛醫院，希望找到與自己較對味的醫生，這種惡性循環不僅造成醫療資源的浪費、病人的缺乏保障、醫生的膽顫心驚、醫病關係淡薄甚至尖銳化的對立、醫療品質難以改善、病人安全不易維繫，許多的事件只是等著一一爆發而已，絕非病人、醫生、醫療體系之福。

人際關係中的一個原則，也適用於醫病關係。當有關係的時候，即使發生事情，也沒有關係；當沒有關係的時候，一旦有任何閃失，事情就麻煩了。

醫生與病人的關係雖很複雜，但也很簡單，即使很短的時間，一句稱名道姓的招呼、遲到說聲抱歉、多一個關懷的眼

神、多一句還有問題嗎？就可給病人溫暖與真誠的感受，而不只是冰冷與機械式的問診；當有侵入檢查或手術時，多一點的說明與解釋，多提供資訊與選擇，除了能讓病人與家屬參與決定外，有期望的接受治療比起無止盡的等候，可以換來病人的感謝、信任與更多的配合。

如果在有限的時間內，沒有建立起初步的關係或好關係，就是一種警訊與風險，輕則病人離開、重則產生糾紛而對簿公堂。

企業界的品質是強調顧客至上，顧客永遠是對的，這樣的作法不適用於醫療界與醫病關係，醫病關係不是成也醫生、敗也醫生，病人不能置身事外。

而醫界先要有自省的能力與實際的行動，在醫療資訊不對等的照護關係上，醫生有其專業性的優勢，要再贏得社會的尊重與病人的信任，建立良好與優質的醫病關係，就要從簡單的互動開始，因為只要有關係、好的關係、信任的關係、願意配合的關係，就算發生不預期的結果，也未必有嚴重的關係，當病人與家屬知道醫生已經盡力，是可以接受與體諒醫療的不完美。

（本文作者鍾國彪，現為國立臺灣大學公共衛生學院醫療機構管理研究所副教授。）

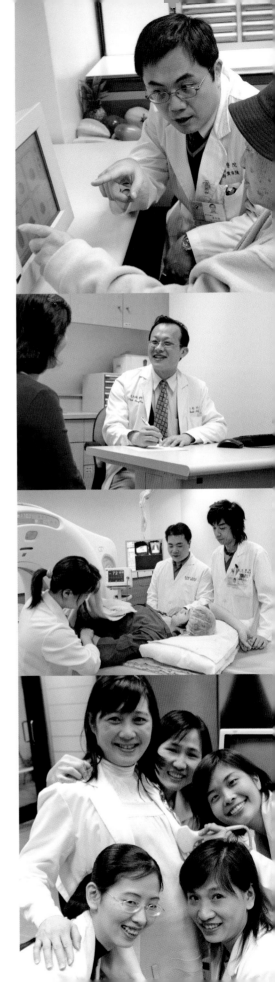

創造更優良的醫療環境

蘇貞昌

替民眾創造更優良的醫療環境
是政府責無旁貸的責任，
我在北縣服務期間
不論是區域級醫院的爭取、
發展長期照護的服務，
或是鄉鎮市衛生所空間的重建等，
都是朝此理想與目標前進……

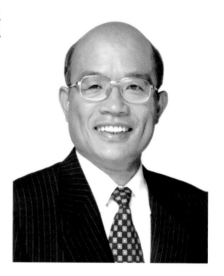

　　臺北縣人口數居全國之冠，卻一直存在醫療資源不均的問題，過去中央在評估醫療資源時，將臺北縣、市合併計算，以致忽略臺北縣醫療服務長期不足的事實，因此，如何充實臺北縣的醫療資源，則成為三百七十二萬縣民最大的企盼。

　　有鑑於此，本人就任臺北縣長之初，即努力爭取各種醫療資源及優質醫療團隊進駐，如今已成立或籌設中的醫院已有十八家，其中尤以中和「雙和醫院」的規劃與興建，最能彰顯縣府團隊的決心與執行力。

　　雙和醫院的籌設過程並不順利。省府時期對於此案究竟應採「公辦民營」或「公辦公營」就辯論了三年，最後縣府主動向衛生署提出採BOT辦理的建議並獲得採納；民國九十年，中央評估認為該預定地不宜興建，並做出另行覓地的決議，縣府即主動邀集相關專業技師公會研究，說服中央支持修法，使地方獲准開發。

　　之後，招標過程又歷經三次流標，經了解原因後，縣府主動協助遷移電塔、移除墳墓等，最後終於在民國九十三年二月開始進行基地土方的移除。

　　署立雙和醫院是第一件由地方與中央政府共同促成的BOT醫院闢建案，設立後不僅可以讓板橋、中永和及土城等超過百萬的人口醫療品質大幅提昇，並可進一步充實臺北縣的醫療資源。

　　此外，臺北縣已逐漸邁入高齡化社會，目前縣內六十五歲以上老人總數已超過二十四萬人，再加上現有十萬以上的身

心障礙者，推動完善的長期福利網路實刻不容緩。

　　因此，民國九十年臺北縣即積極爭取納入「長期照護先導計畫」的實驗區，在三峽與鶯歌地區試辦，藉累積大量實務經驗，作為建立全國長期照護體系的寶貴參考。

　　為持續照顧失能民眾，我們更整合社政與衛政服務體系，成立「臺北縣長期照護管理中心」，以跨專業的服務模式，讓縣民能以最便利、快速的方式獲得高品質的服務。

　　替民眾創造更優良的醫療環境是政府責無旁貸的責任，我在北縣服務期間，不論是區域級醫院的爭取、發展長期照護的服務，或是鄉鎮市衛生所空間的重建等，都是朝此理想與目標前進。

　　相信在縣府團隊不斷努力下，未來臺北縣的醫療服務必會更充實完善，而縣民的生理、心理及社會的健康也都能獲得最完善的照顧。

——本文摘錄自萬芳醫院2006年出版的《來自心底的聲音——有誠有愛的醫病關係》

（本文作者蘇貞昌，前行政院院長、民主進步黨主席、總統府秘書長、臺北縣縣長、屏東縣縣長、省議員。）

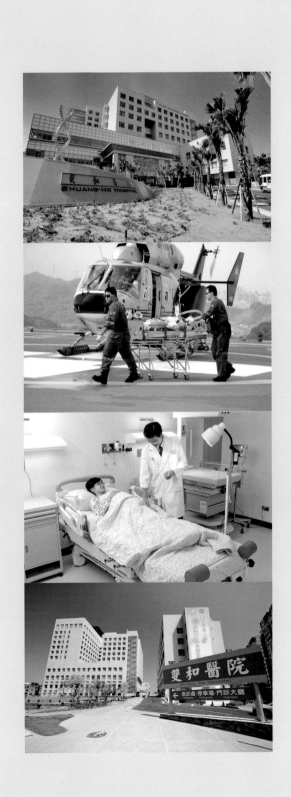

人間菩薩行

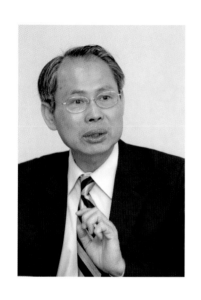

許其行

好的醫院不只是設備的新穎或醫術的高明，
更重要的要兼備視病如親的仁心仁術。
我們期望每一位醫生都能化身尋聲救苦的菩薩，
拯救每一位苦難的眾生脫離苦海，這才是最
極致的醫療品質。

在佛教中有一種說法：「佛是大醫王」，專醫人間各種病苦。

尤其在中國，民間習慣把佛菩薩視為救苦救難的救主，特別是阿彌陀佛與觀世音菩薩，因為與眾生因緣之深及感應之靈驗，被中國人喻為「家家彌陀，戶戶觀音」。

我自小住在雲林褒忠鄉下，村裡有一間中藥店，小時候經常流連店裡，除了聽老人家閒話家常外，也看著店裡的中醫生為病人把脈問診、開方抓藥。由於居家鄰近，生活起居都在一起，飲食習慣相近，因此對於一般常見疾病病情的掌握，可說八九不離十，所開的處方也能對症下藥，讓我對傳統的醫病關係有了很深刻的印象。

離開鄉下後，隨著軍旅生涯及近年的都市生活，接觸的醫院都以西醫為主，無論是醫院的格局或醫生的處方，都是講求制式、效率、精準，或許對於疾病的治療更有效了，但是感覺上醫院少了一些溫情，醫病之間少了幾分互動和關懷，醫院與病人間的關係比較像一筆一筆的交易，甚至有些醫生在養成教育中就缺乏人性化的觀念，也就是俗稱的「醫德」，對於病人，無法設身處地為人著想，以致引起醫療糾紛，不久前的邱小妹妹就是一個很明顯的案例。

現代醫學雖有以上的小缺失，但並不能以偏概全的否定它的功能，它在現代社會中扮演著從出生到往生，從肉體到心理，快速、有效、全面的醫療服務，所

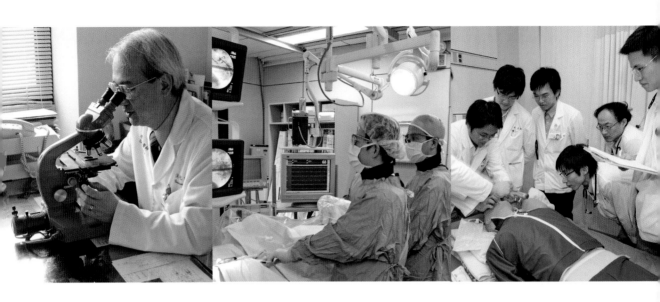

以，西方醫學已經成為國人主要的醫療方式，如果能夠擷取傳統中醫的優點，增加對病人的關懷與了解，強化每位醫生視病如親的觀念，在每一個醫治療程中加注人性的關懷與撫慰，並且在院區能夠增加人文空間，加強與社區的互動，使醫院改變冰冷的形象，必能營造醫院親切、親近的新形象。

現代社會中，傳統中醫似已逐漸式微，但在有心人士的大力奔走下，中醫已經開始吸取西醫的優點，企圖再造中醫的生機；反觀西醫看起來似乎佔盡上風，但是不少有識之士也開始願意學習中醫的長處，營造更人性化的醫療網絡與醫病關係，像市立萬芳醫院所立的第一座美術館，初視雖然與醫療無關，但卻有效縮短醫生與病人、醫院與社區間的距離，這是社區營造的一個成功案例。

好的醫院不只是設備的新穎或醫術的高明，更重要的要兼備視病如親的仁心仁術。我們期望每一位醫生都能化身尋聲救苦的菩薩，拯救每一位苦難的眾生脫離苦海，這才是最極致的醫療品質。

（本文作者蘇進強，為前文化總會秘書長。）

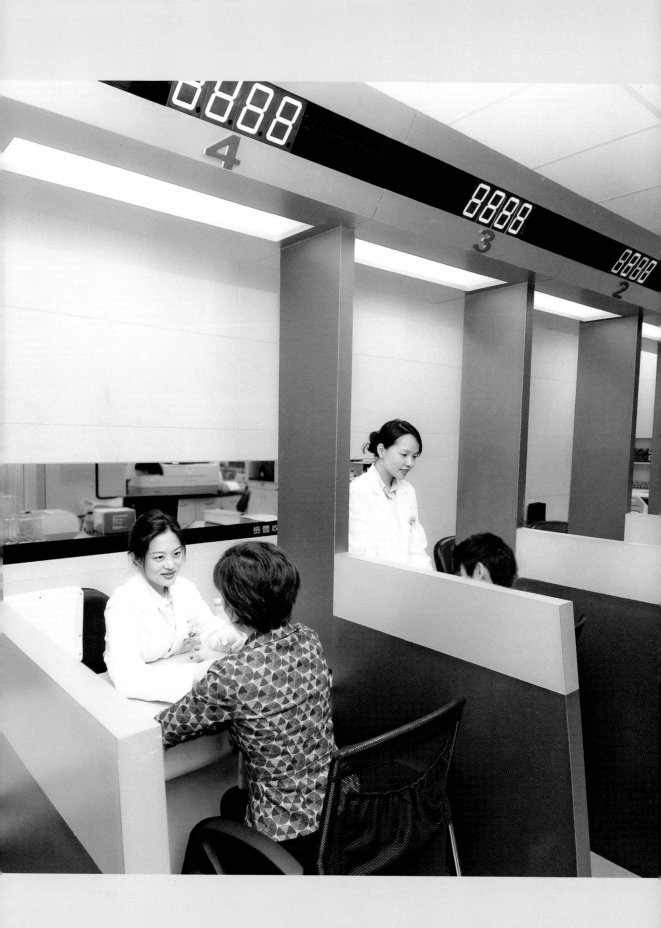

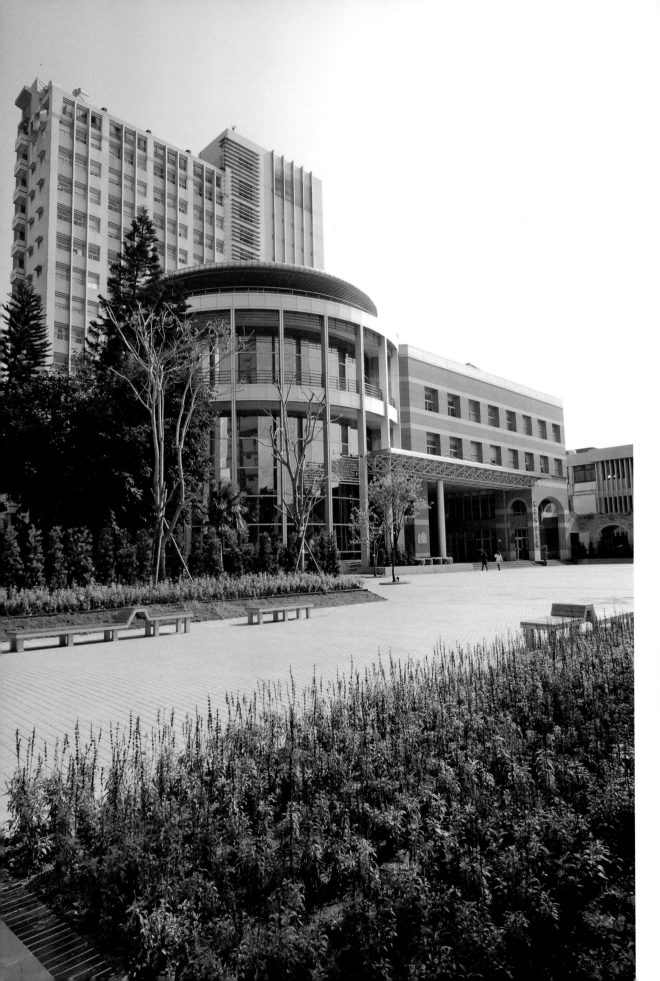

國家圖書館出版品預行編目資料

談醫病關係：從理論到 50 位名人的見證 /
Suzanne Kurtz 等著；黃崑巖、邱文達總校閱.
-- 初版. -- 臺北市：五南，2010.06
面；　公分

ISBN 978-957-11-5956-0(平裝)

1. 醫病關係
419.47　　　　　　　　　99005631

5J34

談醫病關係——
從理論到 50 位名人的見證

總　校　閱 ― 黃崑巖、邱文達
作　　　者 ― Suzanne Kurtz 王先震 石永貴 石曜堂 沈君山 宋瑞珍
　　　　　　　呂芳煙 吳阿明 吳昭新 吳澤成 李亦園 李在敬 李美麗
　　　　　　　李　新 林秀娟 金溥聰 周世永 周守訓 俞凱爾 侯文詠
　　　　　　　姚秀韻 柴松林 高正治 高偉君 馬鶴凌 許倬雲 許銘能
　　　　　　　陳玉珍 陳金泉 陳芳蘭 陳祖華 陳祖裕 張雯玲 康義勝
　　　　　　　郭耿南 彭汪嘉康 曾正和 曾啟瑞 黃怡仁 黃崑巖
　　　　　　　葉新生 董育晴 賴其萬 鍾國彪 蘇貞昌 蘇進強
　　　　　　　（ 依姓名筆劃排序 ）

發　行　人 ― 楊榮川
總　編　輯 ― 龐君豪
編　輯　群 ― 沈孝梅、林曉蕾、金美香、崔　岡、郭家英、陳正怡、
　　　　　　　陳昕儀、傅仲蓉、蔡文玲、蔡宛真（ 依姓名筆劃排序 ）
美 術 編 輯 ― 張恩滿
封 面 設 計 ― 黃聖文
圖 片 提 供 ― 臺北醫學大學附設醫院・萬芳醫院・雙和醫院・
　　　　　　　時報文化・天下遠見文化・大家談健康雜誌・
　　　　　　　陳文杰・陳宏圖・許毓麒
出　版　者 ― 五南圖書出版股份有限公司
地　　　址：106 臺北市和平東路二段 339 號 4 樓
電　　　話：(02)2705-5066　傳　　真：(02)2706-6100
網　　　址：http://www.wunan.com.tw
電 子 郵 件：wunan@wunan.com.tw
郵 件 劃 撥：01068953
戶　　　名：五南圖書出版股份有限公司

台中市駐區辦公室 / 台中市中區中山路 6 號
電　　　話：(04)2223-0891　傳　　真：(04)2223-3549
高雄市駐區辦公室 / 高雄市新興區中山一路 290 號
電　　　話：(07)2358-702　傳　　真：(07)2350-236
法 律 顧 問：元貞聯合法律事務所　張澤平律師
出 版 日 期：2010 年 6 月初版一刷
定　　　價：新臺幣 320 元

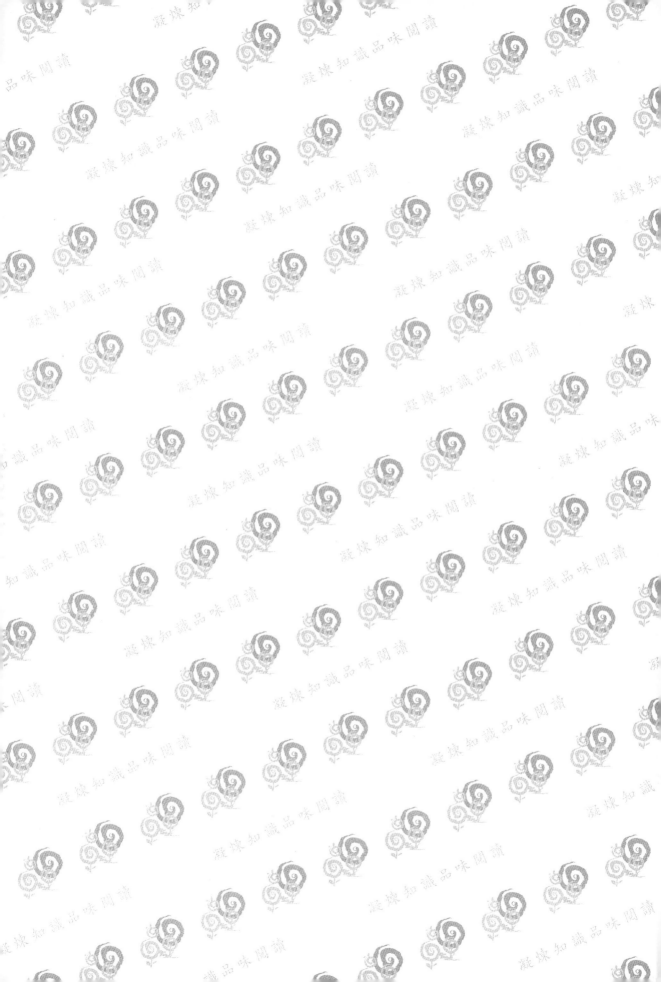

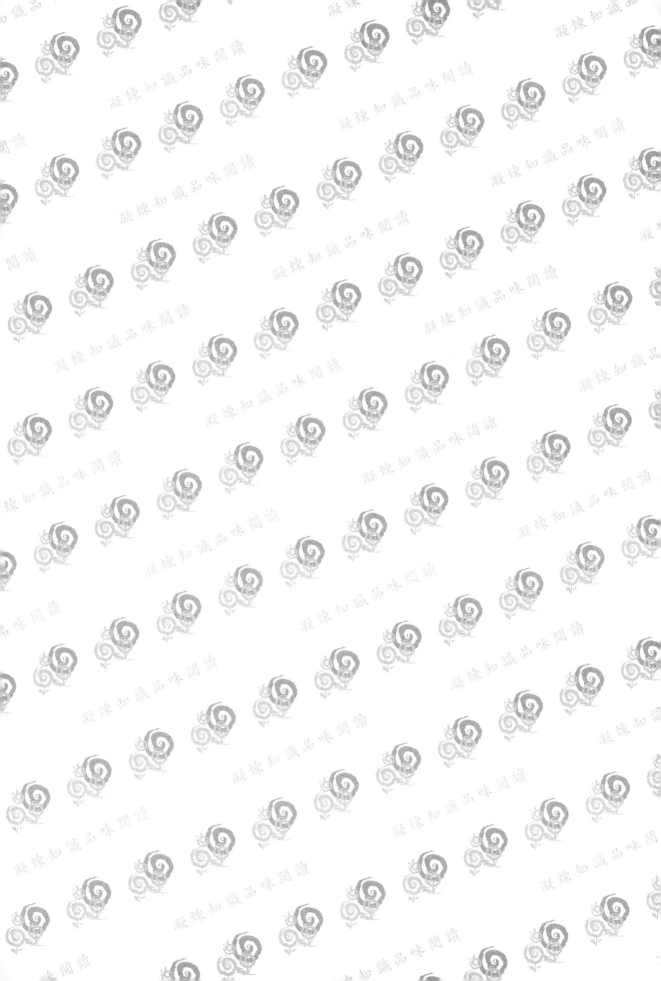